Qi Gong

Die 18 Bewegungen Teil 1

Anfängerkurs Begleitunterlagen

Qi Gong Kurse - Janine Isterling

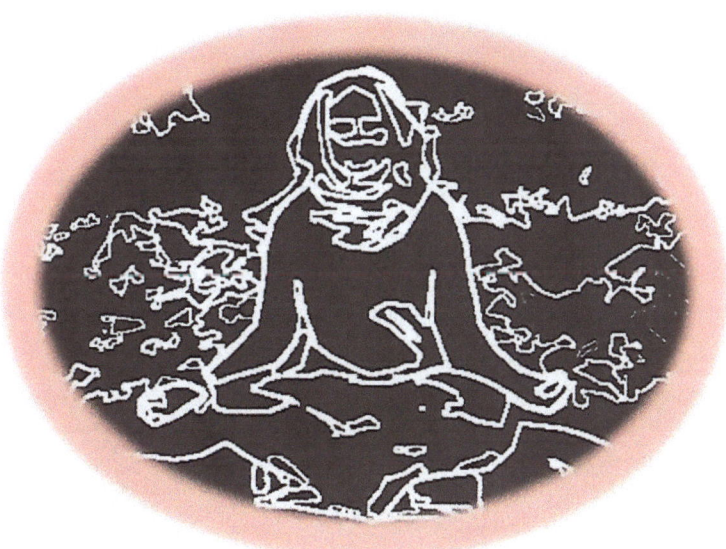

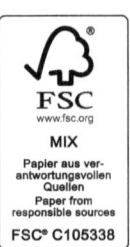

Herstellung und Verlag:
BoD- Books on Demand, Norderstedt
ISBN: 978-3-7528-2863-4

Qi Gong Kurse Janine Isterling – Zeit für Entspannung

Inhaltsverzeichnis

Wie ich meinen Weg zu Qi Gong fand

Während meiner Reha auf Föhr in 2010 lernte ich Qi Gong kennen. Ich nahm an einer Übungsstunde teil und war sofort begeistert. Zuhause wollte ich weiter üben, merkte aber, dass ich es alleine nicht konnte. Ebenfalls fand ich keine Kurse in der näheren Umgebung, da es damals noch einfach zu wenige gab und die meisten auch ausgebucht waren. Ich war dann wieder so sehr in meinem Alltagstrott, dass ich irgendwann nicht mehr daran dachte und so verging die Zeit.

Während ich dann wieder arbeiten ging, steckte ich mich sehr oft bei uns im Großraumbüro an und hatte schließlich in 2015 zwei Kehlkopfentzündungen und zwei Bronchitis plus andere diverse Infekte. Als ich dann in 2015 so oft krank war überlegte ich mir, dass ich etwas tun muss für meine Gesundheit und mein Wohlbefinden.

Ich entschied mich etwas für mein Immunsystem zu tun – etwas für mich zu tun. So begann ich ein wenig zu stöbern und stieß wieder auf Qi Gong. Mir fiel darüber und über die 5 Elemente Lehre ein Artikel in die Hand. Ich erinnerte mich an meine Zeit auf Föhr und fasste den Entschluss, es damit zu versuchen. Ich hätte Kurse buchen können, aber dann fand ich die Qi Gong Schule im Internet die sowohl Kurse anbot als auch die Kursleiterausbildung und so entschied ich mich das Angenehme mit dem Nützlichen zu verbinden. Zumal ich so auch Einblick in die Theorie bekommen würde. Mich interessierte das Warum und Weshalb und daher wagte ich den Schritt zur Kursleiterausbildung bei der Qi Gong Schule Bergstraße. Und diesen Schritt habe ich bis heute nicht einmal bereut.

In meinen Kursen kam die Frage nach einem Skript auf und dann nach Bildern. Ich kam dem Wunsch nach und erstellte eine Beschreibung der Übungen. Dank der Hilfe einer Freundin entstanden dann noch die passenden Bilder zu den Übungen.

Vielleicht kann ich mit meiner Beschreibung und den Bildern interessierten Personen Qi Gong und insbesondere die 18 Bewegungen Teil 1 näher bringen.

Allgemeine Hinweise und Haftungsausschluss

Generell gilt, Qi Gong ersetzt keinen Arztbesuch. Als Kursleiterin kann ich niemanden heilen und kann nicht in die Kursteilnehmer/innen hinein sehen. Wer sich unsicher ist, ob Qi Gong für einen das Richtige ist, sollte seinen Arzt um Rat fragen. Auch wer an Krankheiten, Behinderungen, Beschwerden oder Gesundheitsstörungen leidet, sollte seinen Arzt konsultieren.

Jeder der Qi Gong ausübt, tut dies in seiner eigenen Verantwortung.

Die Autorin übernimmt keine Haftung für falsch ausgeführte Übungen. Die Haftung der Autorin ist in jeglicher Hinsicht ausgeschlossen.

Bei Yang-Symptome wie z.B. Bluthochruck, Verkrampfung, Stress, psychischen Schwankungen, Überfunktionen, lenke ich meine Aufmerksamkeit auf das Sinken, das Ausatmen und die Entspannung.

Bei Yin-Symptome wie z.B. niedriger Blutdruck, Depression, Kraftlosigkeit, Unterfunktionen, lenke ich meine Aufmerksamkeit auf das Einatmen.

Nie in den Schmerz hinein üben, immer nur an den Schmerz heran. Eine Übung darf keinen Schmerz bereiten!

Auf körperliche Beschwerden achten, wie z.B. Gelenkprobleme, gesundheitliche Beeinträchtigungen.

Nicht ausüben, wenn man an einer psychischen Erkrankung leidet (z.B. Schizophrenie, Depressive Erkrankungen mit Wahnvorstellungen etc.)

Bei schweren Infekten z.B. Grippe mit Fieber lieber ruhen.

Die Übungen können sowohl im Stehen als auch im Sitzen ausgeführt werden.

Die Grundhaltung im Qi Gong

Die Grundhaltung im Qi Gong ist die Basis für beinahe alle Qi Gong Übungen und sollte als Erstes „erlernt" werden.

Es ist wichtig, dass man sich **entspannt hinstellt.**

Die **Füße stehen schulterbreit** und man **atmet ruhig** und ganz sanft in den Bauch hinein.

Unter den **Achseln lässt man Platz zum Atmen** und um dem Herz-Meridian Luft zu geben, denn dieser beginnt hier.

Die **Handinnenflächen zeigen zum Körper hin.**

Die **Füße stehen fest auf dem Boden** und sind gedanklich mit ihm **verwurzelt.** Man hat hier seinen Schwerpunkt auf Niere 1 – der sprudelnden Quelle – auf der Fußsohle. Hier liegt der Anfangspunkt vom Nierenmeridian.

Das **Becken wird entspannt** und man lässt sich ganz **leicht sinken,** als ob man im Stehen sitzt.

Das **Kinn wird leicht angezogen,** der **Rücken ist gerade.**

Im Mund bildet man die sog. **Elster Brücke,** d.h. man legt die Zunge hinter die oberen Schneidezähne Richtung Gaumen.

Die **Schultern sind entspannt** und bleiben locker.

Ich blicke nach vorne und **konzentriere** mich nur auf meine **Atmung.**

Mein **Blick** kann hier auch **nach innen** gerichtet sein.

Am **Kopf** bin ich wie eine **Marionette** aufgehängt und werde am Baihui Punkt in der Mitte des Kopfes in meiner Vorstellung nach oben gezogen.

Gedanklich bin ich bei meiner Haltung und erzeuge **ein inneres Lächeln.**

Ich nehme die Umgebung wahr, aber ich **werte nichts.**

Beginne ich eine Übung, schaue ich klar und wechsle in die Position der Übung.

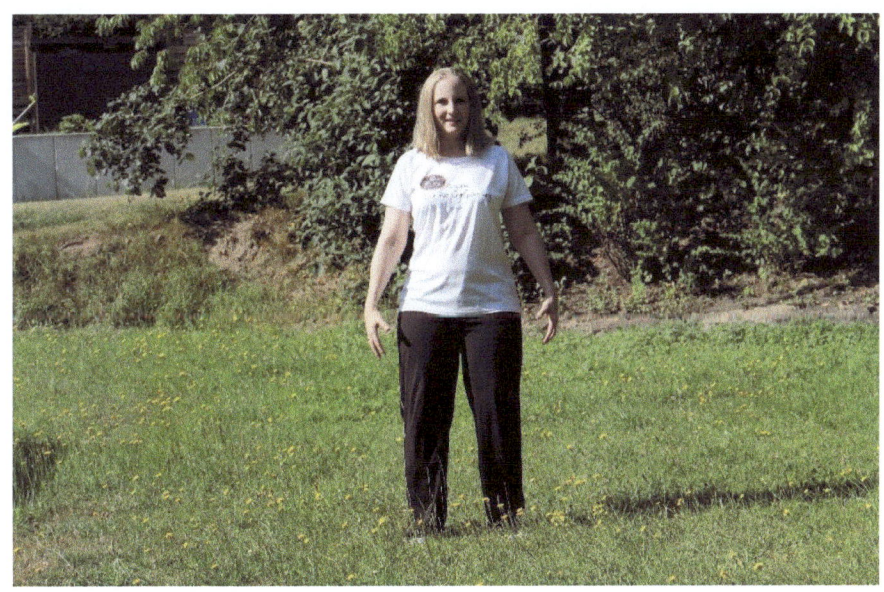

Qi Gong Kurse Janine Isterling – Zeit für Entspannung

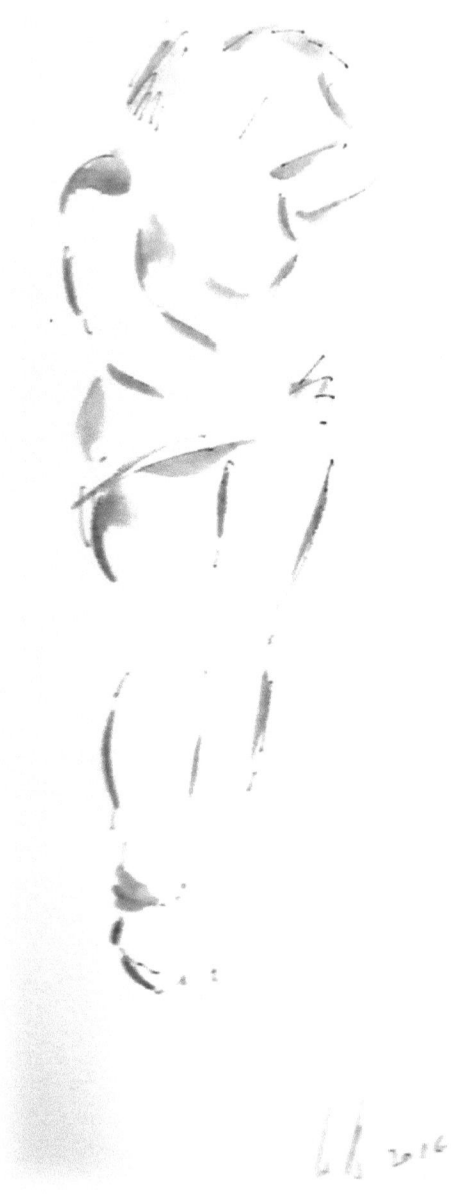

Das Innere Lächeln

Am Ende meiner Kurse füge ich gerne eine kleine Meditations- bzw. Achtsamkeitsübung ein.

Es gibt hier zwei Übungen die aus dem stillen Qi Gong stammen und sehr gut auch mit den 18 Bewegungen Teil 1 harmonieren.

Eine dieser Übungen ist das Innere Lächeln. Die Übung kann sowohl einzeln als auch im Anschluss an die letzte Übung „Qi in den Körper" füllen durchgeführt werden.

Unser Blick ist in die Ferne gerichtet oder wir blicken schräg vor uns auf den Boden. Wichtig ist es, dass wir nichts Bestimmtes fokussieren.

Wer mag, kann die Augen schließen. Wir senken unsere Augenlider ganz langsam.

Wir sitzen, stehen oder liegen ganz ruhig.

Wir hören die Geräusche um uns herum, aber wir werten nichts. Wir hören in uns hinein und konzentrieren uns nur auf uns selbst.

Der Atem fließt ganz sanft und ruhig. Mit der Zeit nehmen wir immer längere und tiefere Atemzüge.

Wir erfreuen uns nun an der Entspannung.

Wir schicken ein warmes Gefühl, ein Lächeln auf die Reise durch unseren Körper.

Wir lenken dieses Gefühl nun auf dem folgenden Weg durch unseren Körper:

- Mitte des Scheitels
- 3. Auge
- Mitte des Halses
- Mitte der Brust
- Herz
- Lunge
- Leber (rechts)
- Milz, Bauchspeicheldrüse (links)
- Nieren
- Im unteren Dantian abschließen (Bauchmitte)

Wir öffnen langsam die Augen, wenn sie geschlossen waren und schauen klarer und klarer.

Der kleine himmlische Kreislauf

Zur besseren Darstellung des kleinen himmlischen Kreislaufes habe ich zunächst einmal eine Graphik anhand eines menschlichen Körpers von hinten und vorne erstellt:

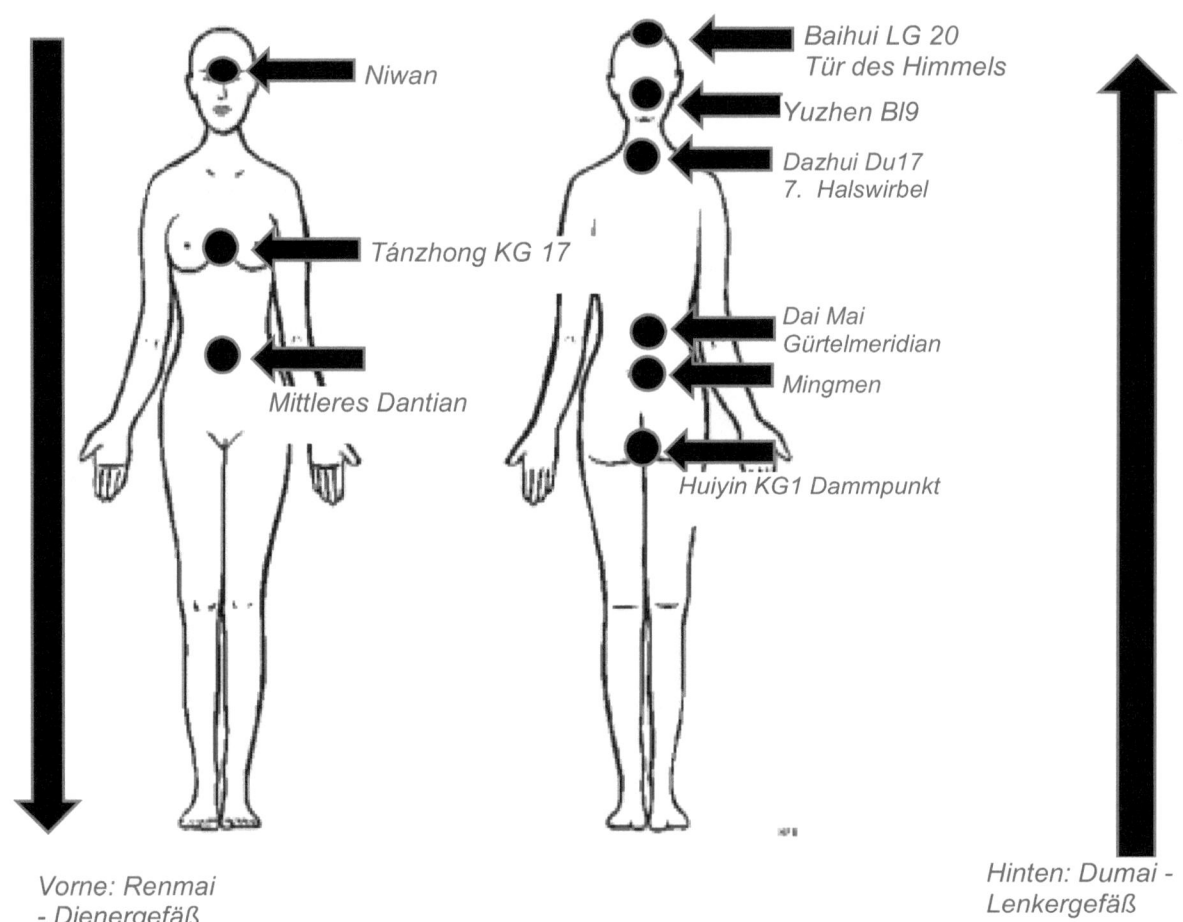

Niwan

Tánzhong KG 17

Mittleres Dantian

Baihui LG 20
Tür des Himmels

Yuzhen Bl9

Dazhui Du17
7. Halswirbel

Dai Mai
Gürtelmeridian

Mingmen

Huiyin KG1 Dammpunkt

Vorne: Renmai - Dienergefäß

Hinten: Dumai - Lenkergefäß

Der kleine himmlische Kreislauf ist die zweite Meditations- bzw. Achtsamkeitsübung die ich mit meinen Kursteilnehmern erlerne. Diese Übung führe ich gerne im Anschluss an die 18 Bewegungen Teil 1 oder separat aus.

Den kleinen himmlischen Kreislauf durchlaufe ich dreimal und begebe meinen Körper damit in einen ruhigen, harmonischen und entspannten Zustand. Der Sinn dieser Übung besteht darin, dass ich mein Qi auf dieser Bahn leite. Die Übung kann ich im Stehen oder im Sitzen ausführen. Ich schließe meine Augen und konzentriere mich zunächst auf mein unteres Dantian (mein unterer energetischer Schwerpunkt im Unterbauch). Ich lege meine Zunge an den Gaumen und schließe mit der „Elsterbrücke" die Verbindung von Ober- und Unterkiefer und verbinde so den Dumai und Renmai. Der Dumai, das sog. Lenkergefäß, verläuft auf der Rückseite vom Dammpunkt Huiyin bis hoch zum höchsten Punkt am Kopf dem Baihui Punkt am Schädel und fließt von dort über die Stirnmitte in den Gaumen. Der Renmai, das Dienergefäß, beginnt auch am Dammpunkt aber geht über die Vorderseite hoch bis in die Zunge. Wir hätten hier ohne Schließen der Elsterbrücke eine Lücke und der Fluss wäre unterbrochen.

Ich fühle nun in meinen Bauch hinein. Über das untere Dantian wandere ich zum Dammpunkt (Huiyin) und gehe dann den Rücken weiter hinauf. Beim Mingmen Punkt fühle ich in meine Nieren hinein und steige dann den Dumai weiter hinauf. Am Dazhui Punkt halte ich kurz inne und stelle mir vor, wie alles Belastende von mir fällt. Über den höchsten Punkt, den Baihui Punkt am Schädel wandere ich nach vorne über den Renmai wieder herunter zum unteren Dantian. Am Baihui Punkt atme ich ein und lasse dann beim Ausatmen den heilenden Laut der Leber – Schüüü – hören. Mit dem Ausatmen sinke ich innerlich über das dritte Auge – den Punkt Niwan –herunter zum unteren Dantian.

In meiner Vorstellung lasse ich Energie auf meinem Weg fließen und gebe meinem Körper Kraft.

Diese Übung hilft mir auch immer sehr gut, wenn ich nicht einschlafen kann. Liege ich wach im Bett und meine Gedanken fahren Karussell im Kopf, hilft es mir sehr, wenn ich mich auf den kleinen himmlischen Kreislauf konzentriere.

Erläuterung zu den 18 Bewegungen

Die 18 Bewegungen im Qi Gong werden auch Shibashi genannt. Es gibt mehrere Sätze davon, d.h. mehrere Teile. Ich habe den 1. und 2. Teil bei der Qi Gong Schule Bergstraße gelernt und auch deren Begrifflichkeiten für die Übungen übernommen.

Sucht man im Internet nach den 18. Bewegungen findet man auch alternative Namen für die einzelnen Übungen, die aber alle sehr ähnlich sind.

Die 18 Bewegungen Teil 1 sind für Anfänger sehr gut geeignet. Man kann hier ohne Vorkenntnisse teilnehmen.

In manchen Übungen werden die Hände überkreuzt. Hier legen Männer die rechte Hand, Frauen die linke Hand nach oben.

<u>Die 18 Bewegungen Teil 1</u>

1. Das Qi wecken
2. Die Brust öffnen und weitherzig sein
3. Den Regenbogen schwingen
4. Die Wolken teilen
5. Den Affen abwehren
6. Rudern auf dem See
7. Einen Ball vor der Schulter tragen
8. Den Körper drehen und den Mond anschauen
9. Die Taille drehen und die Hand stoßen
10. Wolkenhände
11. Sich zum Meer neigen und zum Himmel schauen
12. Wasser schieben um der Welle zu helfen
13. Flügel öffnen
14. Reitersitz und stoßen
15. Wie eine Wildgans fliegen
16. Den Flugreifen drehen
17. Einen Ball prellen
18. Das Qi in den Körper füllen

Übung: Das QI aufwecken

Wir stehen in der Grundhaltung und lassen die Hände seitlich neben den Körper hängen, mit den Handflächen nach innen, zum Körper zeigend.

Die Handinnenflächen wenden wir nun spiralförmig nach hinten.

Die Arme langsam nach oben heben, schulterbreit bis auf Brusthöhe, die Handinnenflächen zeigen zum Boden, wir atmen ein und der Körper steigt.

Wir senken unsere Handgelenke und Arme wieder. Der Körper sinkt und wir atmen aus.

Die Aufmerksamkeit lenken wir beim Steigen auf Daumen und Zeigefinger (Lunge-/Dickdarm-Meridian) und dehnen diese leicht. Die Konzentration ist bei unserem Scheitelpunkt (Baihui) Beim Sinken lenken wir die Aufmerksamkeit auf dem kleinen Finger (Herz-/Dünndarmmeridian) und die Konzentration auf den Dammpunkt (Huiyin)

Die Hände unten entspannen, der Oberkörper ist aufrecht beim Steigen und Sinken.

Diese Übung wird 4-8 wiederholt.

Weitere Hinweise zur Übung:

Mit dieser Übung wecke ich mein Qi und aktiviere meine Meridiane.

Die Bewegung geht von der Mitte des Körpers aus
Einheitliches, zeitgleiches Heben und Senken von Armen und Körper in gleichbleibendem Rhythmus
Die Übung ist sehr gut z.B. bei Atem- und Herzbeschwerden oder nach einer schweren Krankheit. Sie wirkt sehr harmonisch.

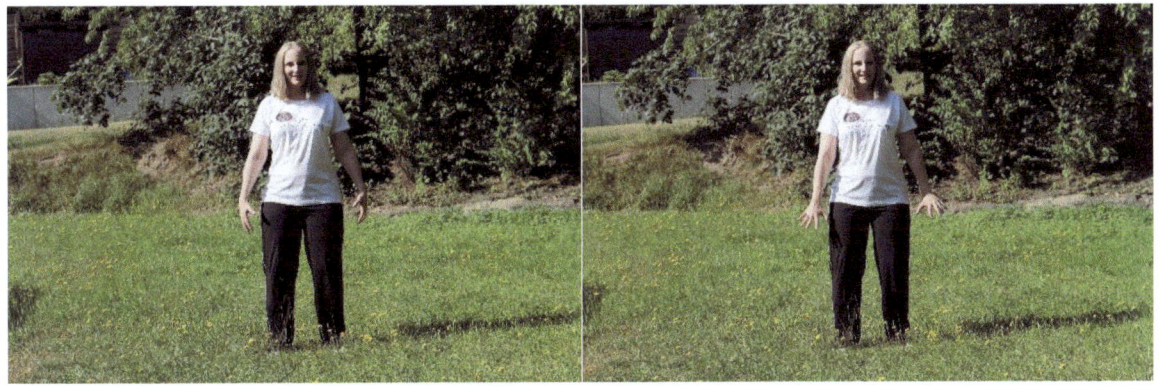

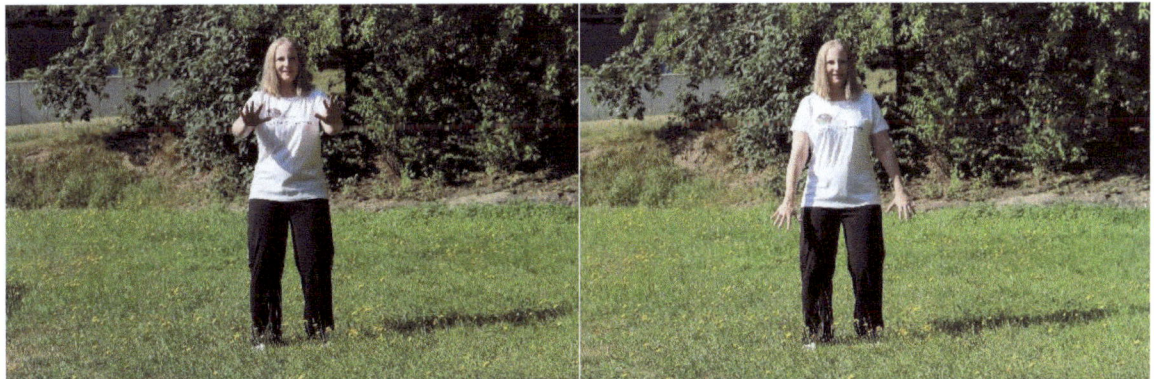

Qi Gong Kurse Janine Isterling – Zeit für Entspannung

2. Übung: Die Brust öffnen und weitherzig sein

Wir stehen in der Grundhaltung und beginnen wie in der ersten Übung.

Die Hände lassen wir seitlich neben den Körper hängen, mit den Handflächen nach innen. Die Handinnenflächen spiralförmig nach hinten wenden.

Die Arme langsam nach oben heben, schulterbreit bis auf Brusthöhe, die Handinnenflächen zeigen zum Boden. Wir atmen ein und der Körper steigt.

Auf Brusthöhe drehe ich die Hände und wende die Fingerspitzen zueinander. Die Handflächen stehen parallel zueinander.

Die Arme werden nun langsam auf Schulterhöhe geöffnet, dabei öffne ich meine Brust.

Wenn die Arme neben den Körper auf Schulterhöhe sind, hebe (als ob ich eine Marionette bin und mein Handgelenk wird hochgezogen) und setze ich meine Handgelenke. Somit aktiviere ich den Shenmen Punkt am Handgelenk.

Nun führe ich die Pulse wieder aufeinander zu bis zur Mitte der Brust. Die Hände wieder drehen, so dass die Handinnenflächen wieder zum Boden zeigen und die Arme wieder langsam senken.

Beim Sinken atme ich aus, Beim Steigen atme ich ein. Hände unten entspannen.

Diese Übung wird 4-8 wiederholt.

Weitere Anmerkung zur Übung:

Die Konzentration liegt hier auf den folgende Punkte:
Mitte der Brust (tánzhong) wenn ich die Brust öffne, kleiner Finger (Herzmeridian) bis Daumen (Lungenmeridian), Handgelenk (shénmén) beim Setzen und Heben; beim Schließen: Handinnenflächen (láogong Punkt) beim Steigen und Sinken :
Die aufrechte Haltung des Körpers und das Öffnen der Brust, sind hilfreich für meine Lungenfunktion
Die Übung ist sehr gut bei Atemproblemen wie z.B. Asthma oder COPD, aber auch unterstützend bei Herzrhythmus-Störungen oder Konzentrations- und Nervenschwäche

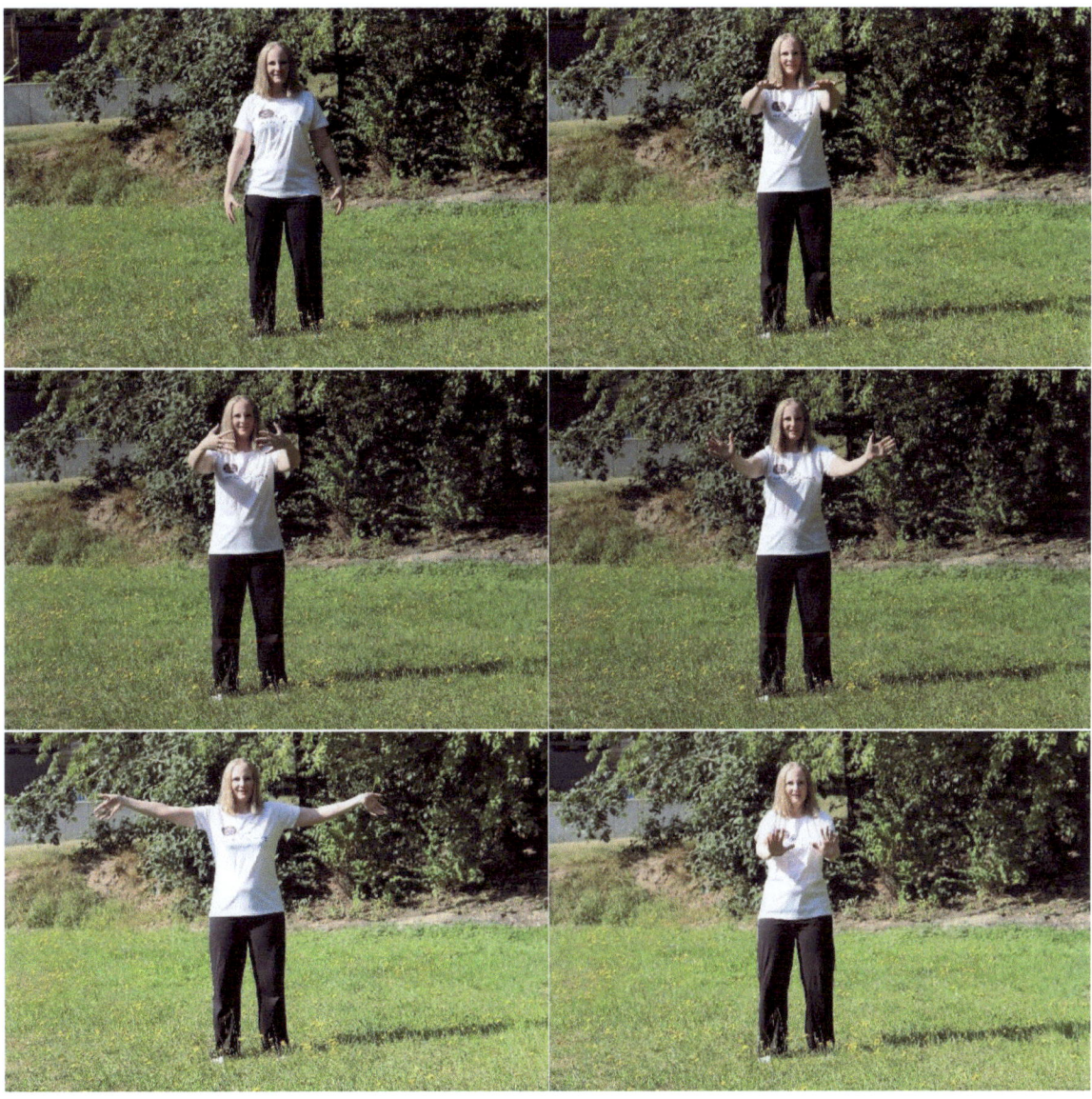

Qi Gong Kurse Janine Isterling – Zeit für Entspannung

3. Übung: Den Regenbogen schwingen

Wir stehen in der Grundhaltung.

Wir drehen die Hände spiralförmig nach hinten und heben die Hände schulterbreit bis über den Kopf. Die Handflächen zeigen nach unten. Dabei atme ich ein.

Dann drehe ich die Hände wieder spiralförmig, so dass die Handinnenflächen sich gegenüberstehen

Das Gewicht verlagere ich nun auf das rechte Bein, mein linkes Bein ist nun gestreckt. Ich drehe gleichzeitig den Oberkörper nach links und mein linker Arm ist seitlich ausgestreckt auf Schulterhöhe. Die Handinnenfläche zeigt hierbei nach oben und ich blicke ganz entspannt über die Hand hinweg und dehne leicht die Seite. Währenddessen schützt meine rechte Handfläche den Scheitel.

Ich verlagere das Gewicht wieder auf beide Beine und komme zur Mitte, beide Arme sind wieder über dem Körper.

Ich wechsle zur anderen Seite und führe die Übung auf der anderen Seite aus.

Mit den Beinen stehe ich fest verwurzelt, nur meine Arme schwingen wie im Wind die Äste schwingen.

In der Mitte atme ich ein, wenn ich zur Seite schwinge, atme ich aus.

Am Ende bringe ich beide Arme zur Mitte, wende meine Handgelenke nach außen und senke die Arme neben den Körper in die Grundhaltung

Diese Übung wird 4-8 wiederholt.

Weitere Hinweise zur Übung:
Darauf achten, die Schultergelenke zu entspannen – nicht die Schultern nach oben ziehen!
Beim Drehen des Kopfes, das Kinn heranziehen um die Halswirbel zu entlasten. Der 7.HW wird so durchgängig, Stauungen können gelöst werden.
Die Konzentration liegt hier auf folgenden Punkten:
Meine Handfläche zeigt über dem Kopf zum Scheitel (baihui); ich dehne meine Seite Gürtelmeridian (Dai Mai) und den Leber- und Gallenblasenmeridian
Die Übung ist gut bei Störungen im Verdauungstrakt und auch beim Abbau von Wut.
Ich stärke meinen Rücken und die Taille und stärke die Nieren. Unten stehe ich fest und somit kann ich über Niere 1 Qi der Erde aufnehmen

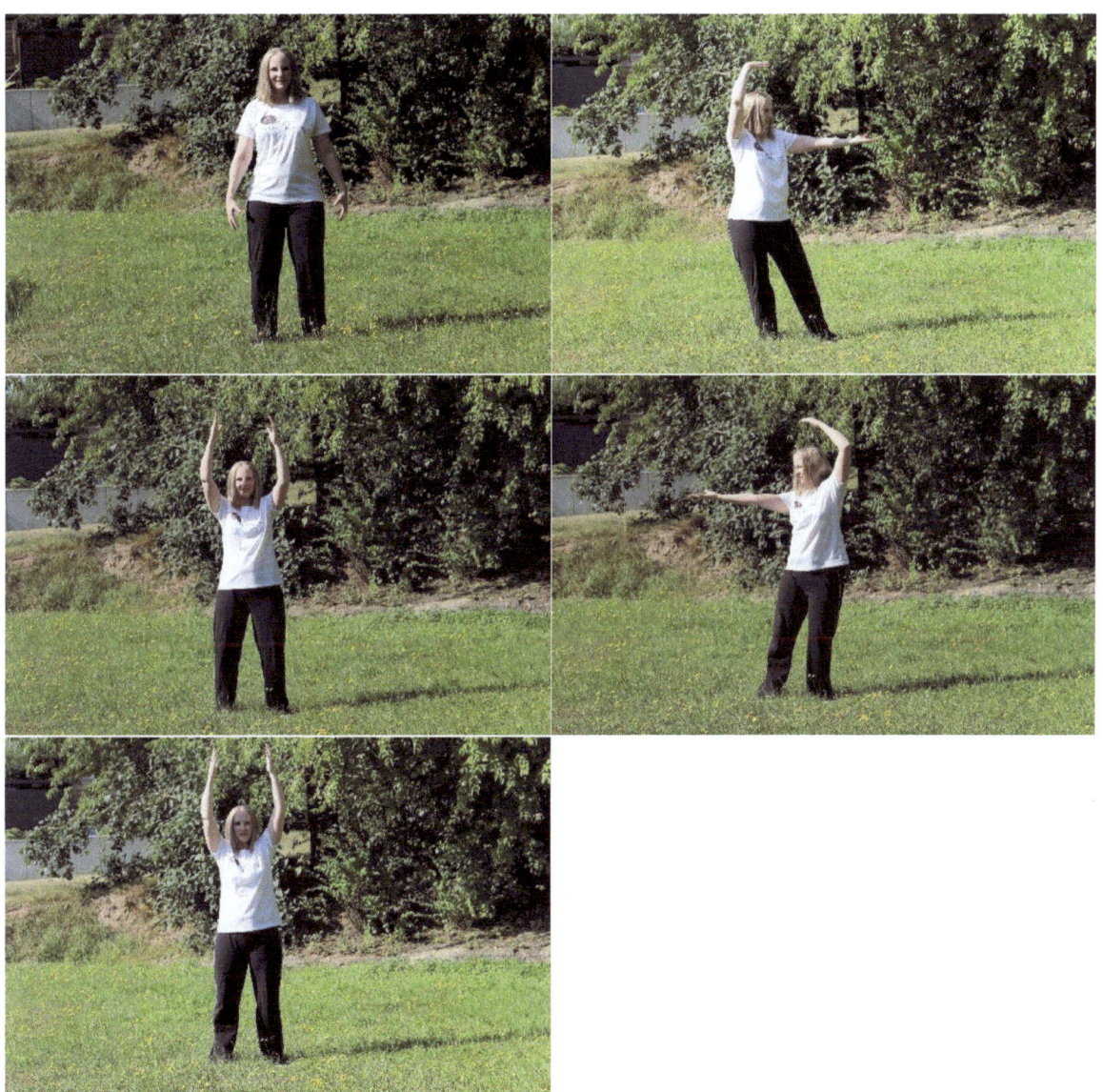

Qi Gong Kurse Janine Isterling – Zeit für Entspannung

4. Übung: Die Wolken teilen

Wir stehen in der Grundhaltung.

Die Arme werden vor dem Unterbauch überkreuzt, die Pulse liegen übereinander.
Wir heben die Arme überkreuzt bis über den Kopf und atmen ein.

Über dem Kopf löse ich die Arme und die Hände drehen sich spiralförmig nach außen.

Die Arme sinken im weiten Bogen ganz entspannt nach unten und werden wieder vor dem Unterbauch überkreuzt. Wir atmen aus.

Die Ellenbogen sind immer leicht gebeugt.

Diese Übung wird 4-8 wiederholt.

Weitere Hinweise zur Übung:

Männer legen die rechte Hand, Frauen die linke Hand nach oben.

Bewusste Aufmerksamkeit auf das spiralförmige Drehen der Gelenke.

Die Konzentration liegt hier auf folgenden Punkten:
Beim Steigen achten wir auf den Dammpunkt (huiyin)
Oben lenken wir die Konzentration auf den Scheitelpunkt (baihui) und senden diese bis in die Fingerspitzen.

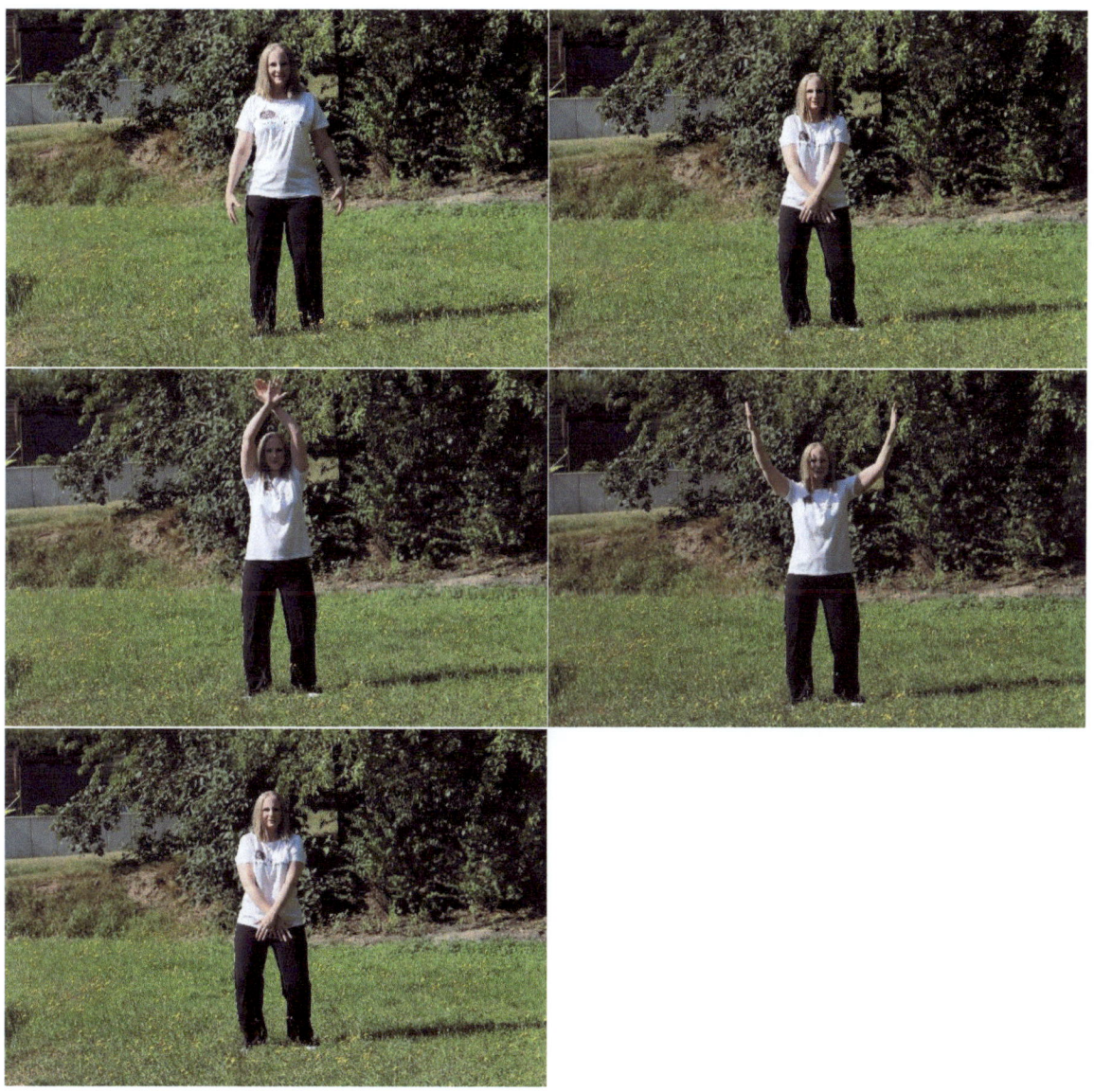

Qi Gong Kurse Janine Isterling – Zeit für Entspannung

5. Übung: Den Affen abwehren

Wir stehen in der Grundhaltung, die Füße sind nicht ganz so breit wie sonst.

Beide Arme werden nach vorne gestreckt und bis zur Brust gehoben.

Die linke Hand ist in der Abwehrhaltung und sagt „Stop" – die Handinnenfläche zeigt nach vorne.

Die rechte Hand dreht, so dass die Handinnenfläche nach oben zeigt. Der rechte Arm geht nach unten und schwingt im Bogen nach hinten. Wir drehen uns leicht mit, unten stehen wir ganz fest und blicken der Hand hinterher, wie sie kreisförmig nach vorne schwingt.
Über dem Ohr schieben wir mit der rechten Hand nach vorne, der Blick wird wieder nach vorne gerichtet.

Sobald die rechte Hand auf Höhe des Ohres ist, dreht die vordere Hand ein und sinkt nach unten.
Die rechte Hand schiebt nach vorne und sagt „Stop" während die linke Hand nun sich dreht und kreisförmig nach hinten schwingt.
Die beiden Hände treffen sich auf Brusthöhe und wechseln sich ab.

Beim Steigen atme ich ein, beim Sinken atme ich aus.

Diese Übung wird 4-8 wiederholt.

Weitere Hinweise zur Übung:

Diese Übung ist hilfreich bei Atemwegserkrankungen wie z.B: Asthma.
Wir stärken unsere Schultergelenke und die Hand- und Ellenbogengelenke.
Wir können bei dieser Übung sehr gut unsere Gedanken zur Ruhe bringen.

Die Konzentration liegt auf folgenden Punkten:
Wir drehen die Wirbelsäule und somit den 3. Lendenwirbel, den sog. Punkt der einheitlichen Bewegung.
Wir aktivieren den Mingmen Punkt, den Bezugspunkt zur Niere.
Wir lenken die Aufmerksamkeit auf den kleinen Finger (Herzmeridian)

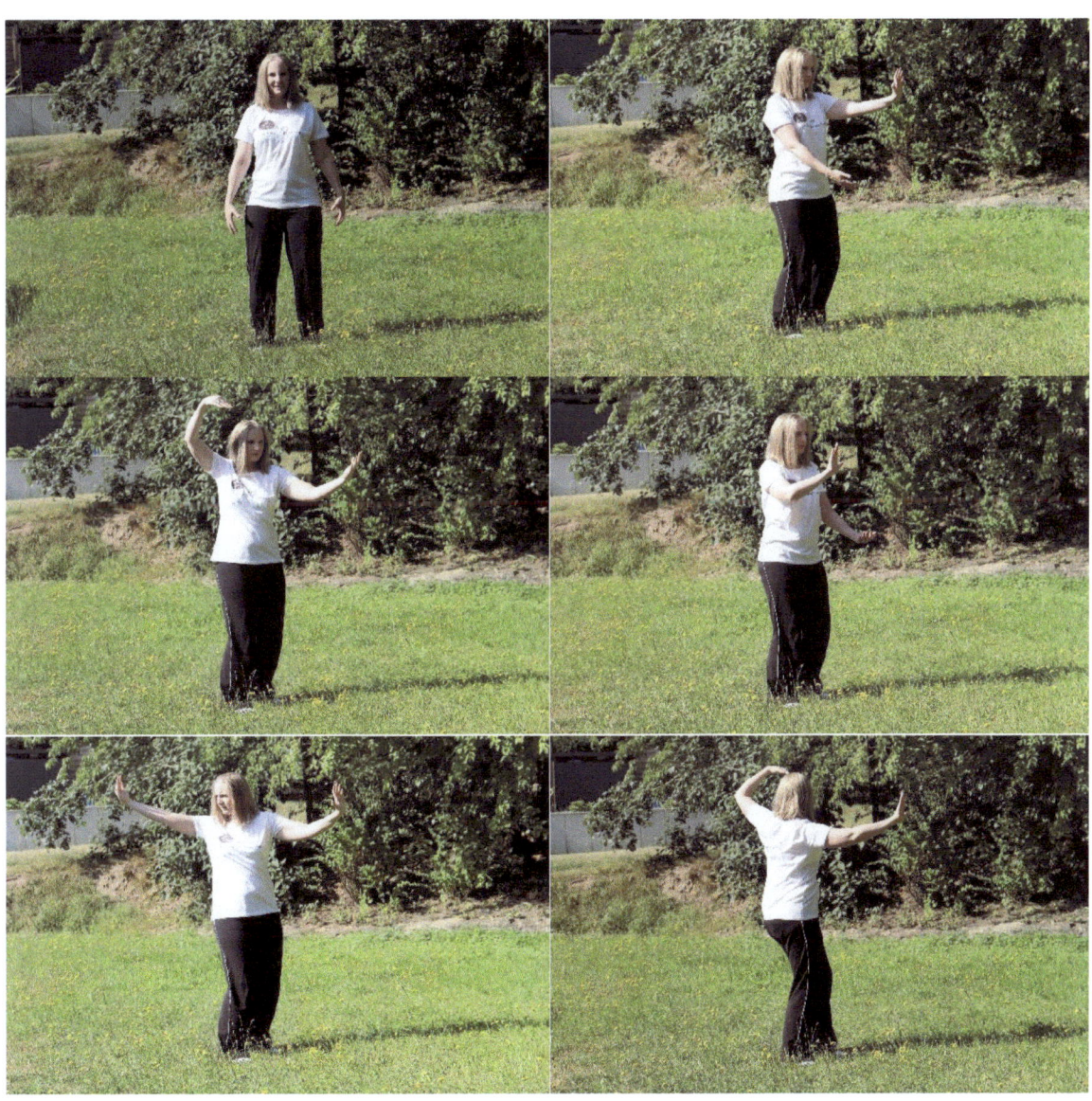

Qi Gong Kurse Janine Isterling – Zeit für Entspannung

6. Übung: Rudern auf dem See

Wir stehen in der Grundhaltung.

Wir heben die Arme auf Brusthöhe und bilden vom Mittelfinger aus her Fäuste.
Wir sinken und die Arme sinken mit.
Wir drehen die Arme spiralförmig und lassen die Arme kreisförmig nach hinten schwingen. Wir führen die Arme in einem großen Kreis nach vorne.
Beim Sinken drücken wir die Fäuste, unten entspannen wir.
Beim Steigen einatmen, beim Sinken ausatmen.

Diese Übung wird 4-8 wiederholt.

Weitere Hinweise zur Übung:

Diese Übung ist gut bei Schwierigkeiten mit der Verdauung. Sie ist unterstützend für den Magen, die Milz, die Bauchspeicheldrüse und den Darm.

Besonders Augenmerk legen wir darauf, dass sich die Gelenke spiralförmig drehen. Wir lösen unsere Schultergelenke und die Schulterblätter.
Beim Sinken drücken wir die Handinnenfläche (Láogong Punkt)

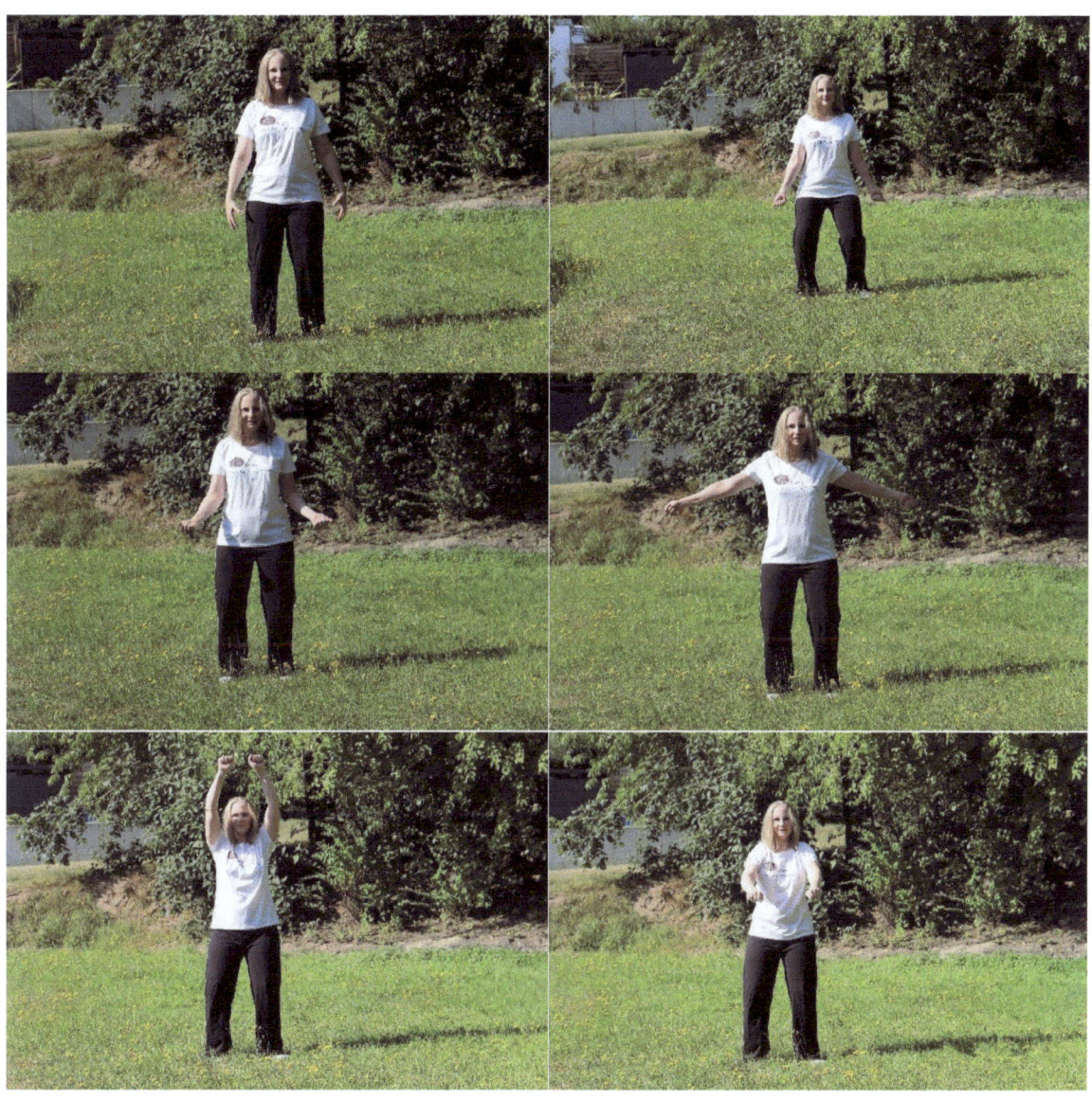

Qi Gong Kurse Janine Isterling – Zeit für Entspannung

7. Übung: Einen Ball vor der Schulter tragen

Wir stehen in der Grundhaltung.

Wir verlagern unser Gewicht auf das linke Bein.

Der linke Arm wird in einem großen Bogen auf den Mingmen Punkt (Bezugspunkt Niere) auf dem Rücken gelegt. Die Handinnenfläche zeigt nach außen.
Wir drehen uns gleichzeitig nach links aus dem Becken heraus. Das Gewicht ist auf dem linken Fuß, die rechte Ferse hebt sich ab und ich stehe auf der rechten Fußspitze.

Die rechte Hand holt den „Ball" und trägt diesen nach links oben. Unsere Handinnenfläche zeigt nach oben. Wir blicken in die Ferne und dehnen uns aus.

Das rechte Handgelenk wird zurückgezogen und vor der Brust abgesetzt. Ich wische hier wie an einer Wand entlang, die Handinnenfläche zeigt nach außen.
Das Gewicht wird wieder auf beide Füße verlagert. Die linke Hand löse ich vom Rücken und ich führe beide Arme in einem weiten Bogen zur Seite des Körpers.

Die Übung führe ich nun zur anderen Seite aus.

Mit dem Steigen atme ich ein, mit dem Sinken atme ich aus.

Diese Übung wird 4-8 wiederholt.

Weitere Hinweise zur Übung:

Diese Übung stärkt unsere Schultern und unterstützt die Hüfte.
Verspannung im Hals und im Bereich der Lendenwirbelsäule können gelöst werden.
Ebenso hilft die Übung dabei sich auf eine Sache zu konzentrieren und baut so auch Stress ab.

Mein Handrücken liegt auf der Rückseite auf dem Bezugspunkt der Niere (Mingmen)

Die Konzentration liegt auf folgenden Punkten:
Punktierung der großen Fußzehe (Milzpunkt), Beim Dehnen nach oben aktiviere ich die Niere (shenshu Punkt), wenn das Handgelenk sinkt auf den Shènmèn Punkt (Herzmeridian)

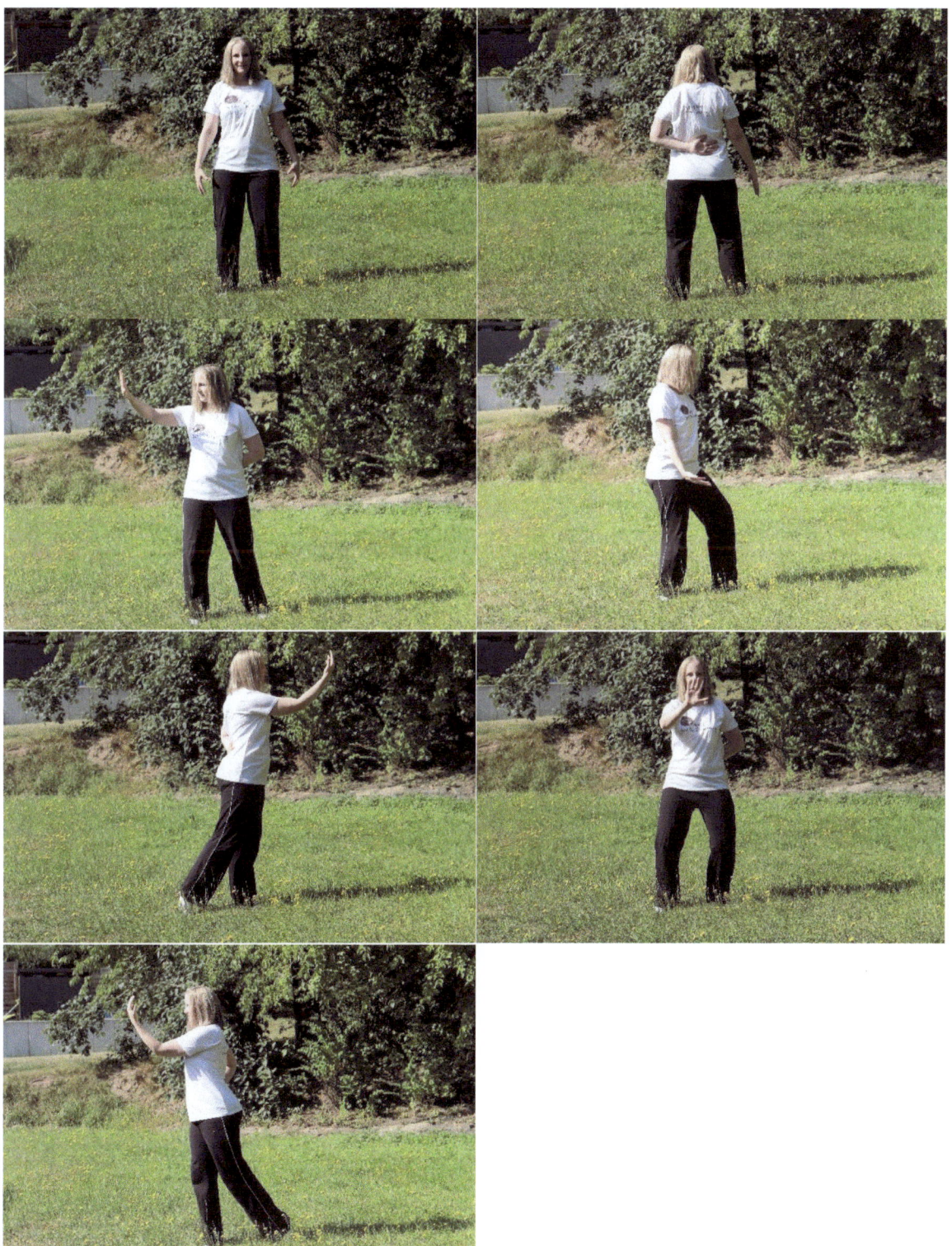

Qi Gong Kurse Janine Isterling – Zeit für Entspannung

8. Übung: Den Körper drehen und den Mond anschauen

Wir stehen in der Grundhaltung. Wir heben unsere Hände vor den Unterbauch. Die linke Handinnenfläche zeigt hierbei nach oben, die rechte zeigt nach zum Boden.

Wir drehen uns im Becken um 45 Grad nach links und das Brustbein dreht um 90 Grad.

Wir heben beide Arme nach links oben. Wobei die Handinnenfläche der linken Hand zum Körper zeigt, die Handinnenfläche der rechten Hand zum Boden.

Die rechte Hand ist auf Höhe der Brust und der Daumen zeigt auf die Brust.
Die linke Hand ist schräg über dem Kopf.

Der Kopf ist nach links gedreht und blickt zur linken Hand. Wir schauen den Mond an.

Wir drehen beide Hände gleichzeitig und kommen wieder zur Mitte in unsere Ausgangsposition. Die Hände sind vor unserem Körper. Die linke Hand zeigt nun nach unten, die rechte Hand nach oben.

Wir drehen uns zur rechten Seite und führen hier die Übung aus.

Wir atmen ein wenn wir zur Seite drehen und den Mond anschauen und atmen aus, wenn wir in die Mitte kommen.

Diese Übung wird 4-8 wiederholt.

Weitere Hinweise zur Übung:

Mit dieser Übung stärken wir unsere Milz und unsere Nieren.

Bei Rückenbeschwerden hilft diese Übung sehr gut und auch bei Beschwerden in der Schulter oder der Taille.

Wichtig ist es, auf das Schwingen der Arme zu achten.

Unser Kinn ist herangezogen, der 7.HW wird durchgängig gemacht.

Die Konzentration liegt auf folgenden Punkten:
Drehung aus dem Gürtelmeridian heraus

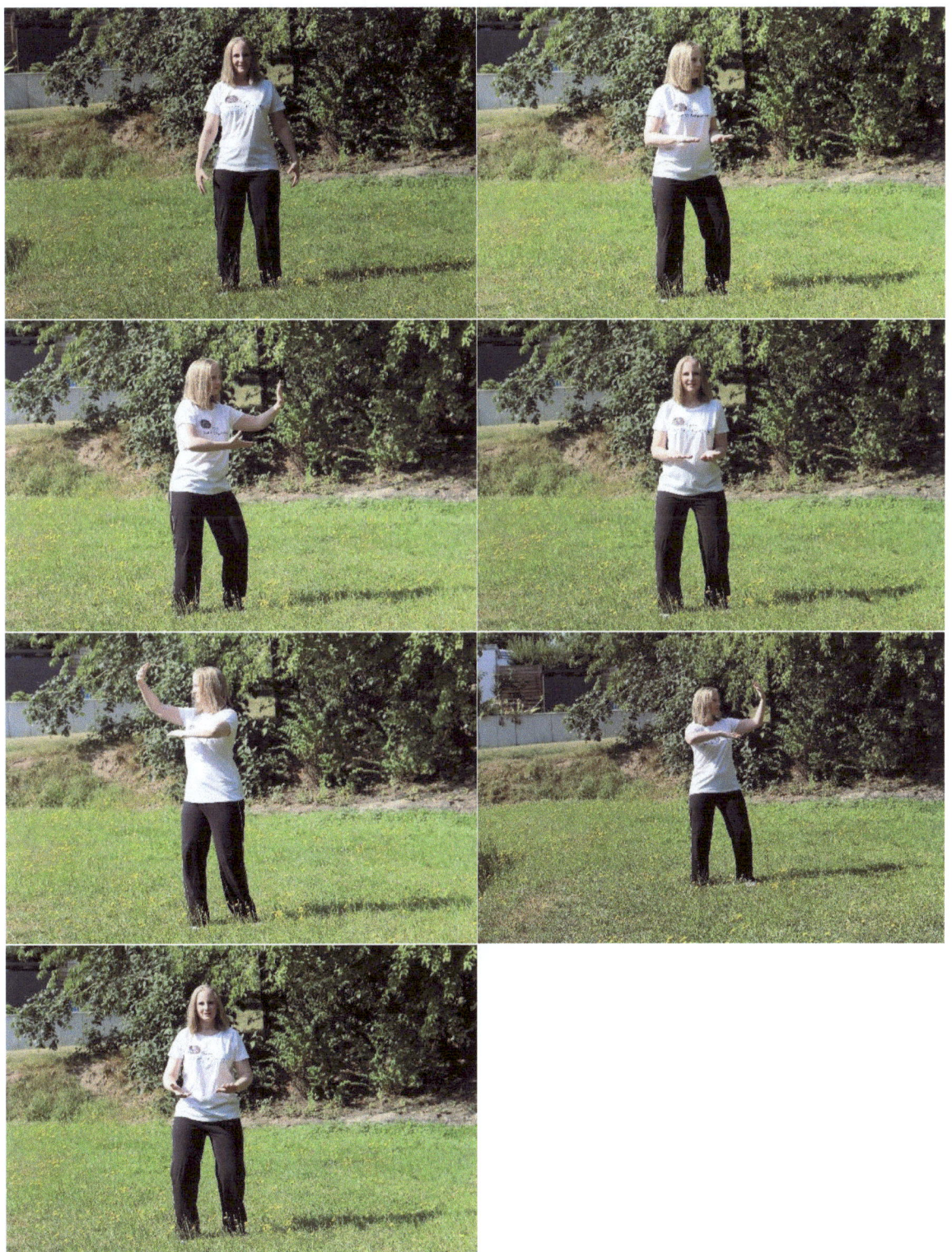

Qi Gong Kurse Janine Isterling – Zeit für Entspannung

9. Übung: Die Taille drehen und die Hand stoßen

Wir kommen in den Reitersitz, d.h. wir stehen einen Schritt breiter, sinken etwas ein und haben einen guten Stand.

Wir bilden Fäuste vom Mittelfinger heraus und ziehen diese zur Hüfte.

Wir öffnen die rechte Faust vom kleinen Finger aus und schieben die Hand nach schräg links vorne. Wir drehen uns aus der Taille heraus mit. Hierbei atmen wir aus.

Wir entspannen die Hand in die Länge, drehen sie spiralförmig und ziehen die Hand zurück. Dabei bilden wir wieder ein Faust vom Mittelfinger aus und diese kommt wieder auf Hüfthöhe neben den Körper.

Wir führen die Übung nun zur anderen Seite aus.

Diese Übung wird 4-8 wiederholt.

Weitere Hinweise zur Übung:

Mit dieser Übung stärken wir unser Nieren- und Milzsystem.

Wir unterstützen die Rechts- und Linkskoordination und diese Übung ist auch gut bei Rückenbeschwerden.

Die Konzentration liegt auf folgenden Punkten:
Durch das Drehen in der Taille auf dem Gürtelmeridian.

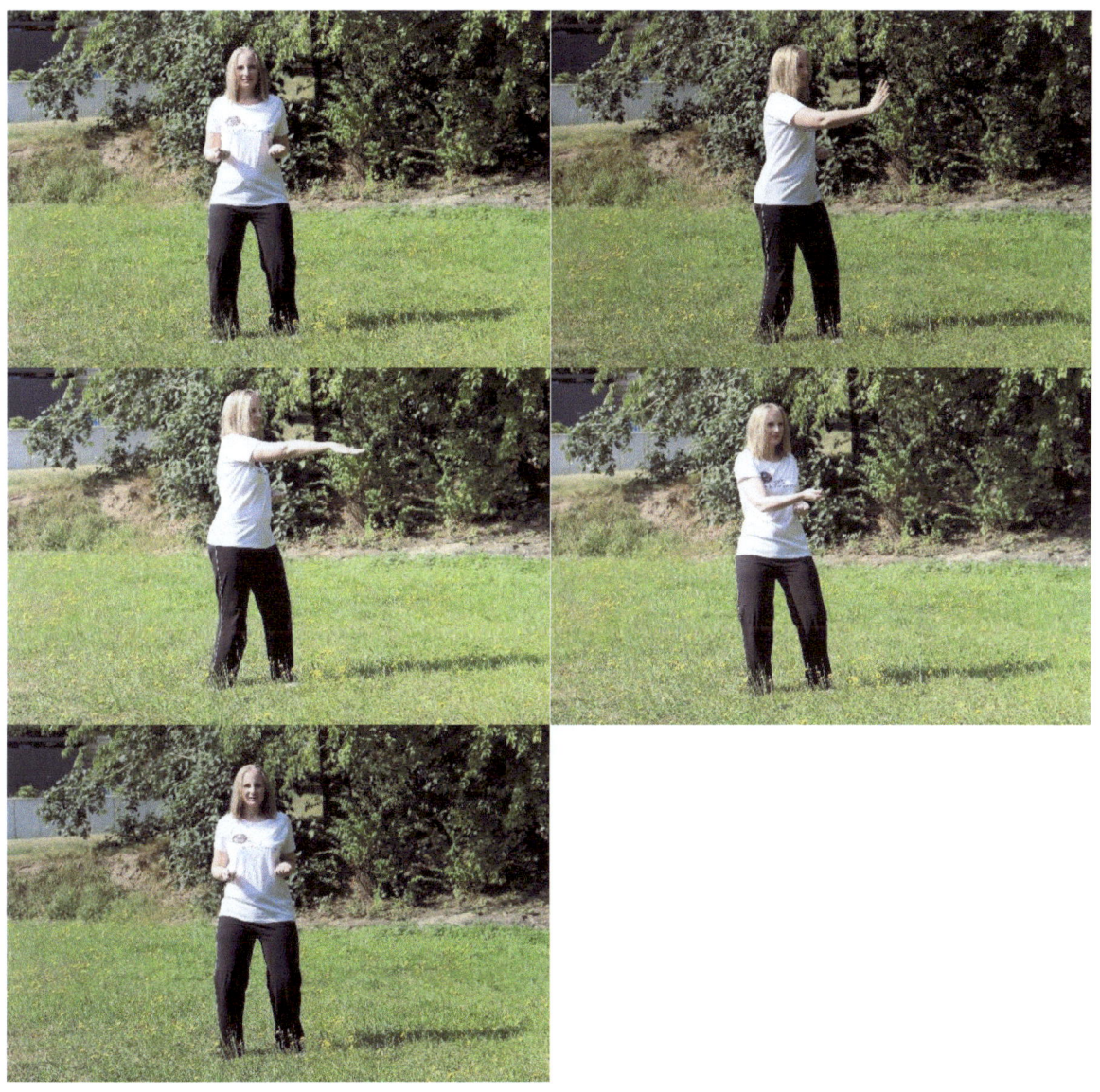

Qi Gong Kurse Janine Isterling – Zeit für Entspannung

10. Übung: Wolkenhände

Wir stehen in der Grundhaltung.

Wir bringen den linken Arm in Augenhöhe nach vorne und drehen die Handinnenfläche dabei nach innen. Wir blicken in die Handinnenfläche.

Alternativ kann man auch aus der Übung Nummer 9 heraus in diese Übung übergehen: Habe ich meine Faust nach rechts geöffnet und in die Länge entspannt, drehe ich die linke Hand und öffne die rechte Faust. Die rechte Hand lasse ich auf Bauchhöhe, die linke Hand drehe ich so, dass ich in die Handinnenfläche blicken kann.

Wir verlagern das Gewicht auf das linke Bein, drehen den Oberkörper nach links. Dabei atmen wir aus.

Unsere rechte Hand führen wir ganz entspannt mit. Sie wird auf Bauchhöhe mitgeführt.

Auf der linken Seite wechseln die Hände einander ab. Wir senken die linke Hand und heben die rechte Hand, dabei werden die Pulse aneinander vorbeigeführt. Das Heben und Sinken geschieht vom Handgelenk aus.

Wir verlagern das Gewicht auf das rechte Bein und blicken nun in die rechte Hand. Wir führen die Übung zur anderen Seite aus.

Wir atmen ein, wenn wir die Wolkenhand zur Seite führen.

Diese Übung wird 4-8 wiederholt.

Weitere Hinweise zur Übung:

Mit dieser Übung stärken wir unsere Beckenbodenmuskulatur und unsere Verdauung wird positiv beeinflusst.
Die Übung bewirkt eine Ruhe im Körper und trägt zur Entspannung bei.
Unsere Organe in der Mitte des Körpers werden ganz leicht massiert.

Die Konzentration liegt auf folgenden Punkten:
Durch das Drehen in der Taille auf dem Gürtelmeridian.
Durch das Heben und Senken der Hände an der Seite auf Shénmén.

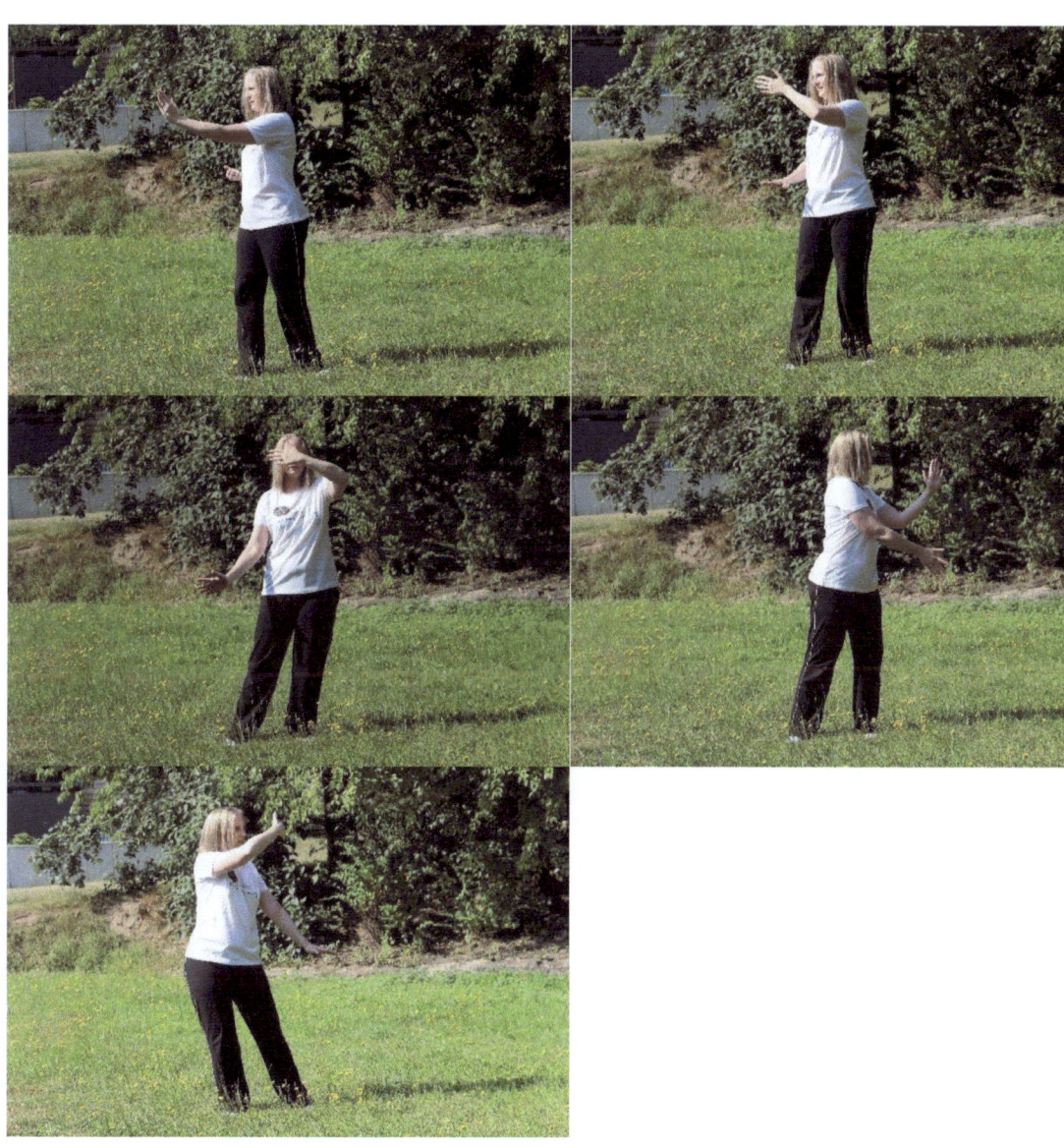

11. Übung: Sich zum Meer neigen und zum Himmel schauen

Wir stehen im Bogenschritt, d.h. von der Grundhaltung ausgehend, stellen wir den linken Fuss im 45 Grad Winkel um einen Schritt nach vorne.

Das vordere Bein beugen wir, das hintere Bein wird gestreckt. Wir stehen gerade und haben unsere Arme seitlich neben dem Körper. Wir sinken nun in das vordere Bein ein und atmen hierbei aus, dabei sinkt der Oberkörper mit und wir kreuzen die Handgelenke über dem linken Knie.

Wir atmen ein und richten uns mit überkreuzten Handgelenken wieder auf, bis die Hände über dem Kopf sind.

Wir öffnen die Arme und diese kommen seitlich neben den Körper, auf Höhe der Brust (Die Handinnenflächen zeigen nach vorne). Hierbei sinken wir in das hintere Bein. Wir entspannen kurz und wiederholen die Übung dann wieder.

Diese Übung wird 4-8 wiederholt.

Weitere Hinweise zur Übung:

Mit dieser Übung stärken wir Lenden- und Beinmuskulatur und können Erkrankungen der Verdauungsorgane vorbeugen.
Die Beweglichkeit unsere Wirbelsäule wird trainiert. Beim Aufrichten legen wir den Fokus darauf, dass wir uns Wirbel für Wirbel aufrichten.

Die Konzentration liegt auf folgenden Punkten:
Der Fokus liegt auf der Wirbelsäule, hier liegen wichtige Punkte vom Blasenmeridian und des Lenkergefäß, die wir so aktivieren.

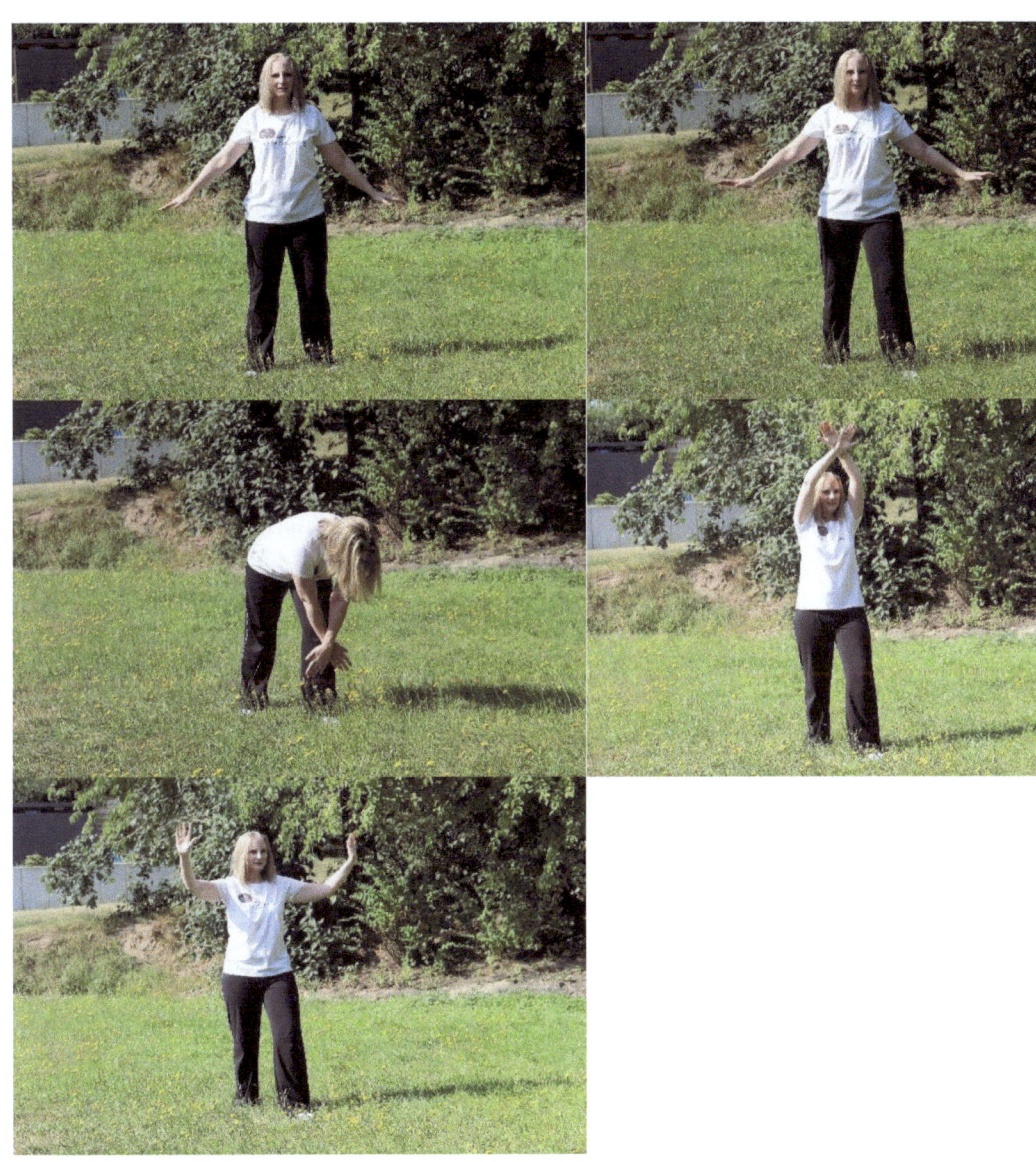

Qi Gong Kurse Janine Isterling – Zeit für Entspannung

12. Übung: Wasser schieben um der Welle zu helfen

Wir stehen im Bogenschritt, ausgehend von der Übung 11.

Wir stehen auf und haben das Gewicht auf dem vorderen Bein, die Arme haben wir seitlich neben dem Körper gesenkt, auf dem hinteren Fuss haben wir das Gewicht nur auf unserem Fussballen.

Wir atmen ein und heben die Handgelenke über den Kopf, beim Ausatmen kommen wir mit dem Gewicht auf beide Beine und senken die Arme neben unseren Körper.

Wir verlagern unser Gewicht auf das hintere rechte Bein und heben die linke Fußspitze an. Wir heben die Hände bis auf die Höhe der Brust und atmen ein. Die Handinnenflächen zeigen nach außen. Nun schieben wir „die Welle" nach unten, d.h. die Hände schieben nach vorne. Anschließend heben wir wieder die Handgelenke bis über den Kopf. Hierbei atmen wir wieder aus.

Diese Übung wird 4-8 wiederholt.

Weitere Hinweise zur Übung:

Mit dieser Übung stärken wir unsere Leber und Milz. Sie wirkt unterstützend bei Erkrankungen der Lunge und hilft auch bei Nervösität, Unruhe und Schlaflosigkeit.

Die Konzentration liegt auf folgenden Punkten:
Auf den Handgelenken und unserem Shenmèn Punkt.
Wir dehnen uns aus und stärken so die inneren Organe.

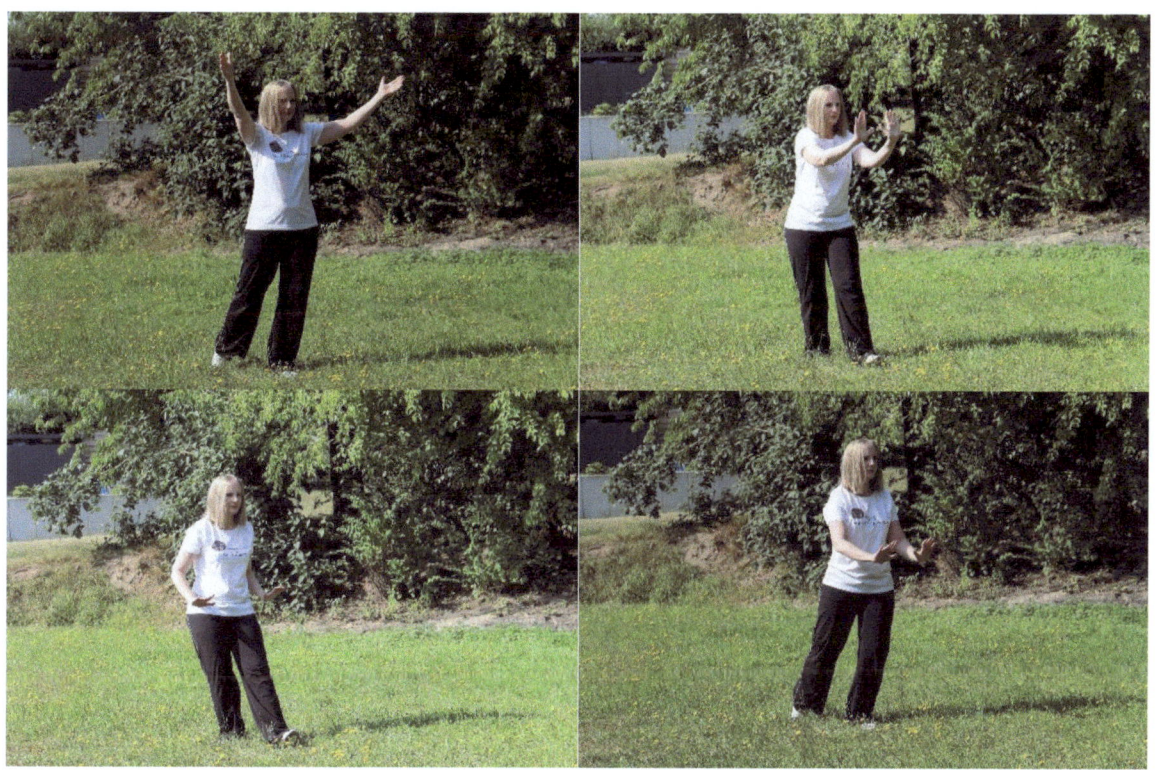

13. Übung: Flügel öffnen

Wir stehen im Bogenschritt, ausgehend von der Übung 12. Wenn unsere Arme oben sind, drehen wir die Handinnenflächen zum Körper und ziehen die Hände zur Brust. Unser Gewicht verlagern wir auf beide Beine.

Wir strecken die Arme zur Seite auf Schulterhöhe aus und atmen dabei ein. Dabei streichen die Fingerspitzen leicht an der Brust vorbei. An der Seite heben und setzen wir unser Handgelenk. Wir verlagern unser Gewicht auf das vordere Bein und nehmen unsere Arme gerade nach vorne, dabei atmen wir aus. Die Handinnenflächen zeigen zueinander. Beim erneuten Zurückziehen und zur Brust ziehen, zeigen die Handinnenflächen wieder zum Körper.

Diese Übung wird 4-8 wiederholt.

Weitere Hinweise zur Übung:

Mit dieser Übung öffnen wir unseren Brustkorb und stärken so unsere Lunge und unsere Bronchien.

Die Konzentration liegt auf folgenden Punkten:
Wir legen die Aufmerksamkeit auf unseren Oberkörper. Vor allem auf den Dumai (hinten) und den Renmai (vorne), den Blasen- und Gallenblasenmeridian.
Wir aktivieren die Meridiane auf der Brust und stärken so die Lunge und Bronchien.

Am Ende dieser Übung zur linken Seite, ziehen wir das Gewicht des linken Beines wieder nach hinten und führen die Übung, beginnend mit den Bogenschritt nach rechts, zur rechten Seite aus. D.h. die Übungen 11, 12 und 13 werden aneinandergereiht erst zur linken Seite und dann zur rechten Seite ausgeführt.

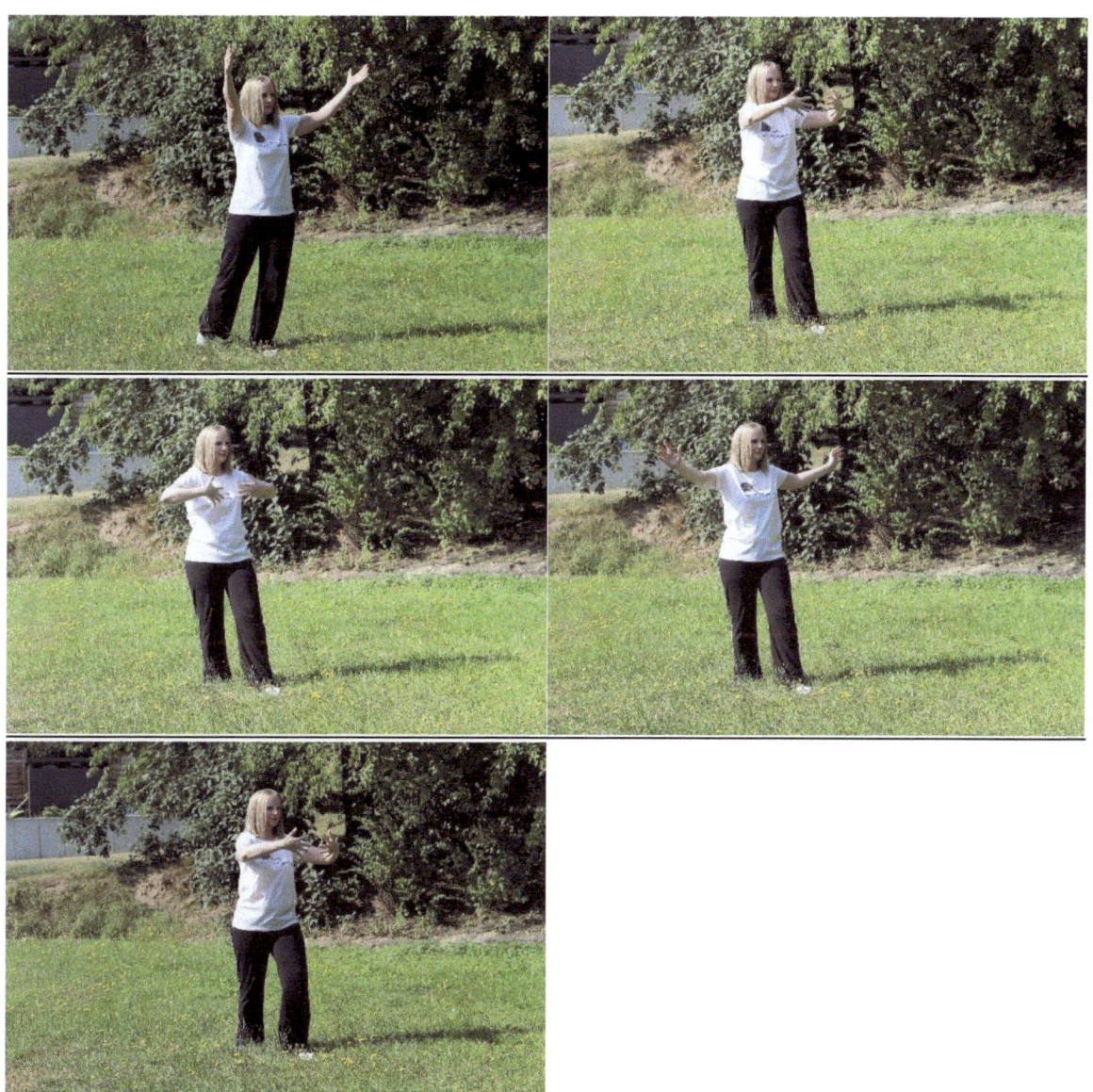

Qi Gong Kurse Janine Isterling – Zeit für Entspannung

14. Übung: Reitersitz und stoßen

Wir stehen im Reitersitz, d.h. wir stehen einen Schritt breiter, sinken etwas ein und haben einen guten Stand.

Wir bilden Fäuste vom Mittelfinger aus und halten diese auf Hüfthöhe und den Handflächen nach oben.

Wir steigen leicht mit dem Körper und beim Sinken stoßen wir nun mit der linken Hand kraftvoll nach vorne, wir drücken den Láogong Punkt in der Handinnenfläche und öffnen unsere Augen ganz weit, d.h. sie funkeln. Beim Stoßen mit der Faust drehen wir diese so, dass die Handfläche nach unten zeigt. Wir atmen aus.

Wir steigen wieder leicht mit dem Körper und drehen die Faust wieder, ziehen sie zurück zur Hüfte und entspannen unsere Augen. Dabei atmen wir ein.

Die Übung führen wir zur anderen Seite aus.

Diese Übung wird 4-8 wiederholt.

Weitere Hinweise zur Übung:

Mit dieser Übung stärken wir unseren Körper allgemein und fördere mein inneres Qi.

Die Konzentration liegt auf folgenden Punkten:
Dem Funkeln der Augen – die Augen sind die Verbindung zur Leber.
Beim Stoßen auf das Drücken des Láogong Punktes in der Handinnenfläche.

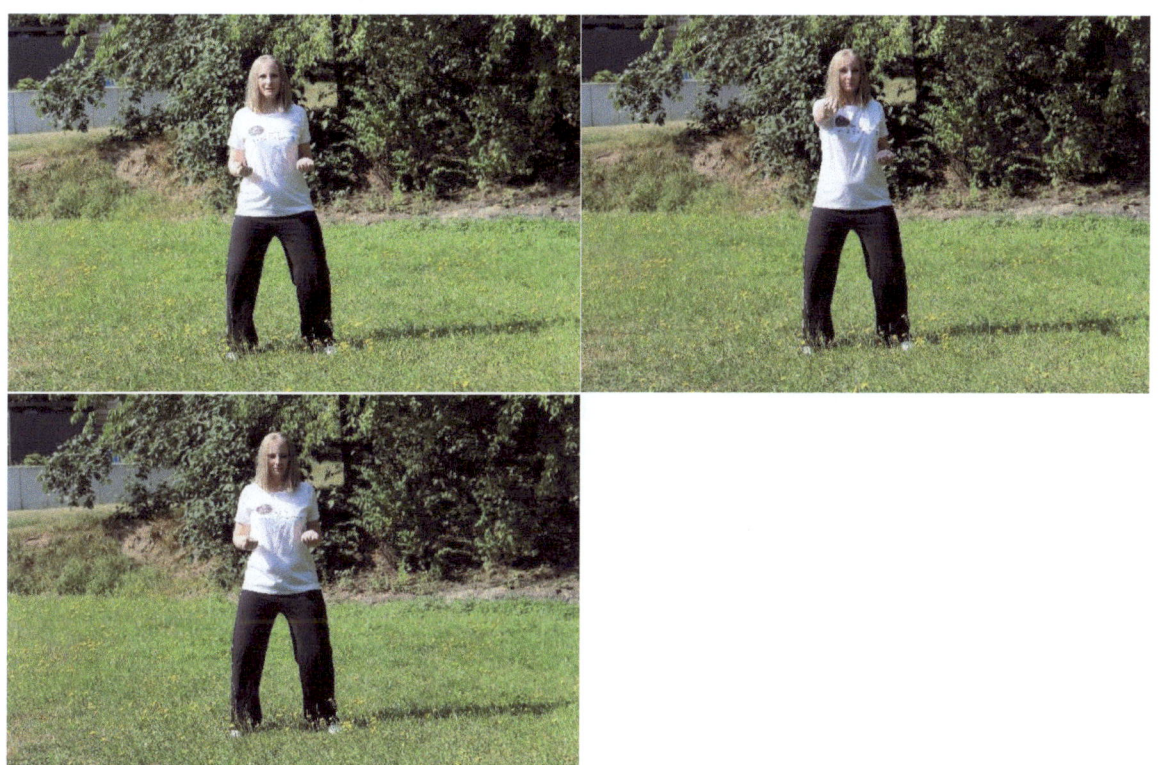

15. Übung: Wie eine Wildgans fliegen

Wir stehen in der Grundhaltung.

Wir steigen mit dem Körper und heben die Arme seitlich vom Handgelenk aus bis über den Kopf. Dabei atmen wir ein. Die Handinnenflächen zeigen nach außen.

Nun senken wir ausatmend die Arme in einem weiten Bogen mit den Handinnenflächen nach unten zeigend wieder bis vor den Unterbauch. Dort halten wir die Hände rund vor dem Unterbauch. Wir atmen wieder ein, steigen und heben die Arme wieder.

Diese Übung wird 4-8 wiederholt.

Weitere Hinweise zur Übung:

Mit dieser Übung entspannen wir und befreien unser Körper und Geist, da die Übung sehr harmonisierend ist.
Wir haben hier eine positive Wirkung bei chronischen Erkrankungen.

Die Konzentration liegt auf folgenden Punkten:
Yin und Yang – wir heben und senken, atmen ein und aus. Wir stellen ein Gleichgewicht im Körper her.
Wir lenken die Konzentration durch unseren ganzen Körper.

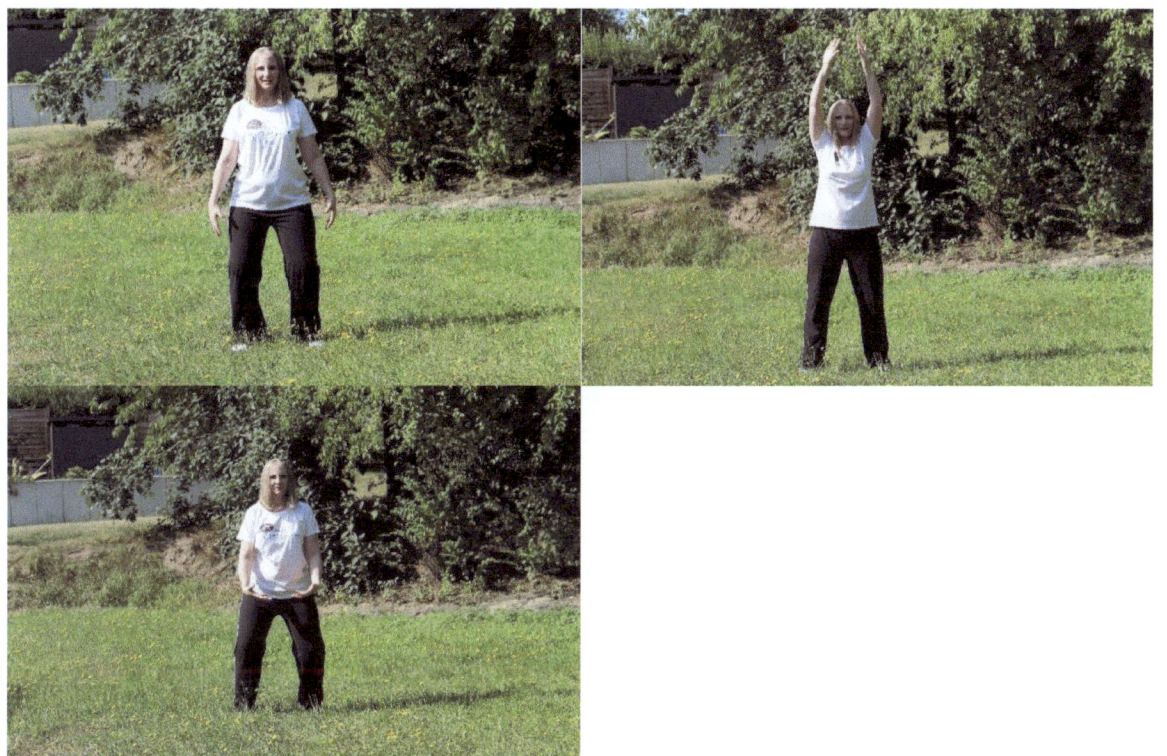

Qi Gong Kurse Janine Isterling – Zeit für Entspannung

16. Übung: Den Flugreifen drehen

Wir stehen in der Grundhaltung. Wir beugen uns langsam nach vorne (auf die Wirbelsäule achtgeben!!!!) bis die Hände vor den Füssen hängen und atmen dabei aus.

Wir stehen fest auf beiden Beinen, die Arme, Schultern und Händen hängen locker herab.

Wir drehen uns nun mit dem Oberkörper nach links und auch beide Hände drehen wir nach links, so dass die Handinnenflächen nach außen zeigen. (die rechte Hand überholt die linke Hand)

Wir atmen ein und richten unseren Oberkörper wieder auf. Dabei bewegen wir unsere Arme gestreckt nach oben. Wir sinken mit dem Oberkörper nach rechts und kommen in der Mitte zur Ruhe wo wir entspannen.

Wir führen die Bewegung zur rechten Seite aus. Am Ende richten wir uns Wirbel für Wirbel wieder auf und stehen wieder gerade.

Diese Übung wird 4-8 wiederholt.

Weitere Hinweise zur Übung:

Mit dieser Übung stärke ich meine Rücken- und Lendenmuskulatur. Das Qi kann mit aller Kraft durch unseren Körper fließen.

Die Konzentration liegt auf folgenden Punkten:
Auf unserer Wirbelsäule und dem Lenkergefäß. Wir atmen in die Mitte vom Bauch und lenken unsere Konzentration auf unser unteres Dantian.
Durch das Drehen von unserem Körper und das Kreisen unserer Arme aktivieren wir unsere Meridiane.

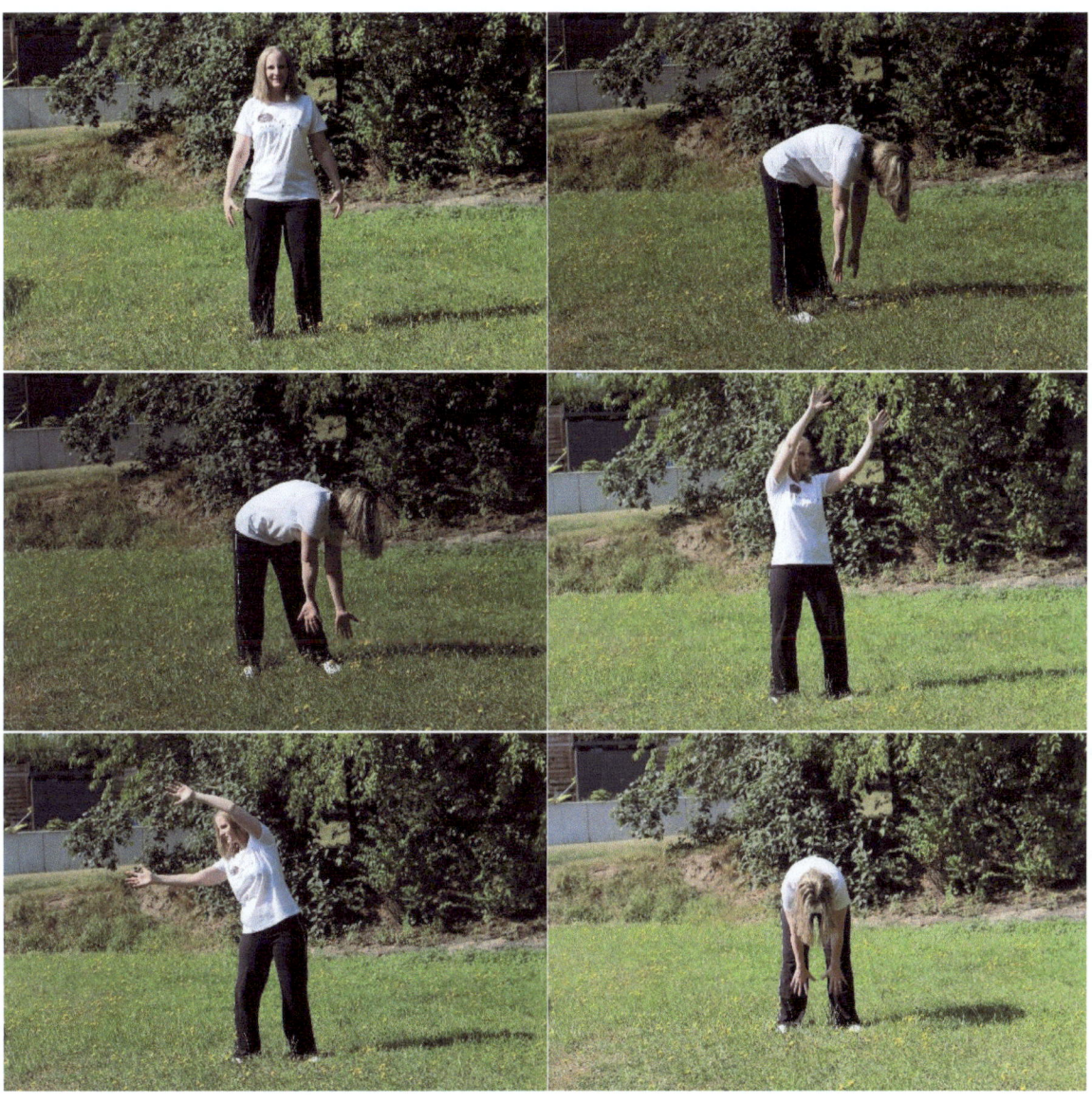

Qi Gong Kurse Janine Isterling – Zeit für Entspannung

17. Übung: Einen Ball prellen

Wir stehen in der Grundhaltung, jedoch einen Schritt enger zusammen als üblich.

Wir drehen unsere Hände bis die Handinnenflächen zur Erde zeigen. Nun sinken wir in unser linkes Bein hinein und hebe das rechte Knie bis zur Hüfte an.
Unsere linke Hand heben wir hierbei mit der Handinnenfläche bis auf Schulterhöhe an. Die rechte Hand stützt den Boden und die Handinnenfläche zeigt weiterhin zur Erde.

Wir atmen aus und senken das rechte Knie und die linke Hand wieder.

Die Übung führen wir zur anderen Seite aus.

Diese Übung wird 4-8 wiederholt.

Weitere Hinweise zur Übung:

Mit dieser Übung stärken wir unsere Koordination und unser Gleichgewicht.
Gerade wenn wir lange Stehen ist diese Übung sehr gut für die Entspannung unseres Körpers.
Müde Muskeln und der erschöpfte Körper werden in Schwung gebracht.
Hilfreich ist die Übung auch z.B. bei Erkrankungen die das Gleichgewicht betreffen, auch bei Rehabilitationen.

Die Konzentration liegt auf folgenden Punkten:
Beim Heben und Senken der Arme auf dem Shènmèn Punkt.

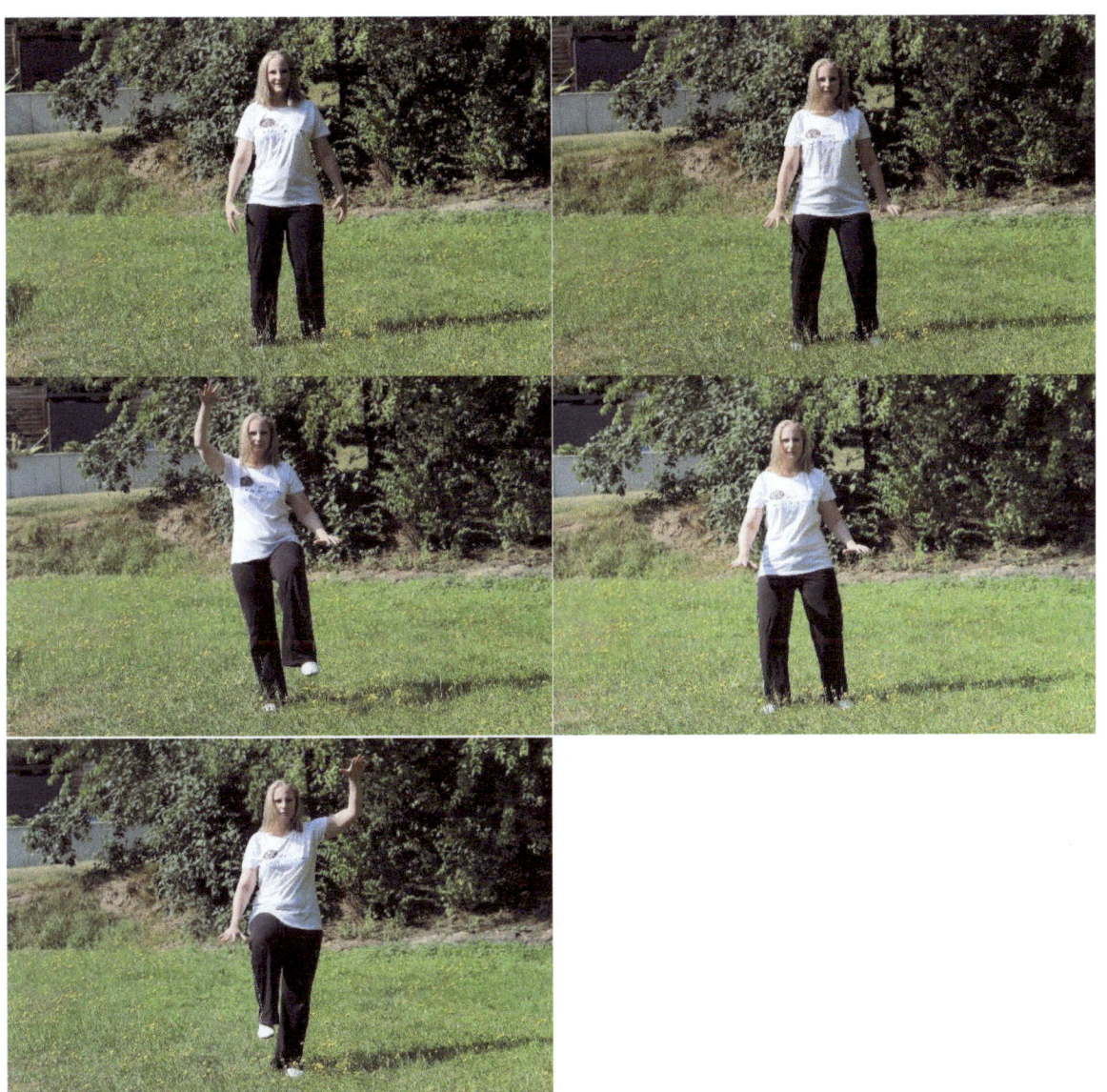

Qi Gong Kurse Janine Isterling – Zeit für Entspannung

18. Übung: Qi in den Körper füllen

Wir stehen in der Grundhaltung.

Wir holen das Qi der Erde und bringen es über den Kopf. Die Hände „schöpfen" es.
Über dem Kopf drehen wir die Hände und die Handinnenflächen zeigen zur Erde.
Wir vermischen das Qi der Erde mit dem Qi des Himmels.

Wir füllen langsam und sachte das Qi in den Körper.

Auf Bauchhöhe, unteres Dantian, verstreichen wir das nicht genutzte Qi und holen neues Qi.

Nach 3-4 Wiederholungen halten wir an den Stellen, an denen wir besonders viel Qi benötigen.

Am Ende verstreichen wir das nicht genutzte Qi, sammeln um uns herum noch einmal alles ein und legen die Hände auf den Unterbauch.

Wir atmen ins untere Dantian und fühlen der Übung nach.

Diese Übung wird 4-8 wiederholt.

Weitere Hinweise zur Übung:

Mit dieser Übung kommen wir zur Ruhe und zum Abschluss.

Die Konzentration liegt auf folgenden Punkten:
Über dem Kopf strahlen wir mit dem Qi die Mitte des Scheitels (baihui) an.
Das Qi füllen wir über die Handinnenflächen (Láogong Punkt) in den Körper.
Wir konzentrieren uns auf das untere Dantian und die Punkte an denen wir besonders viel Qi benötigen.

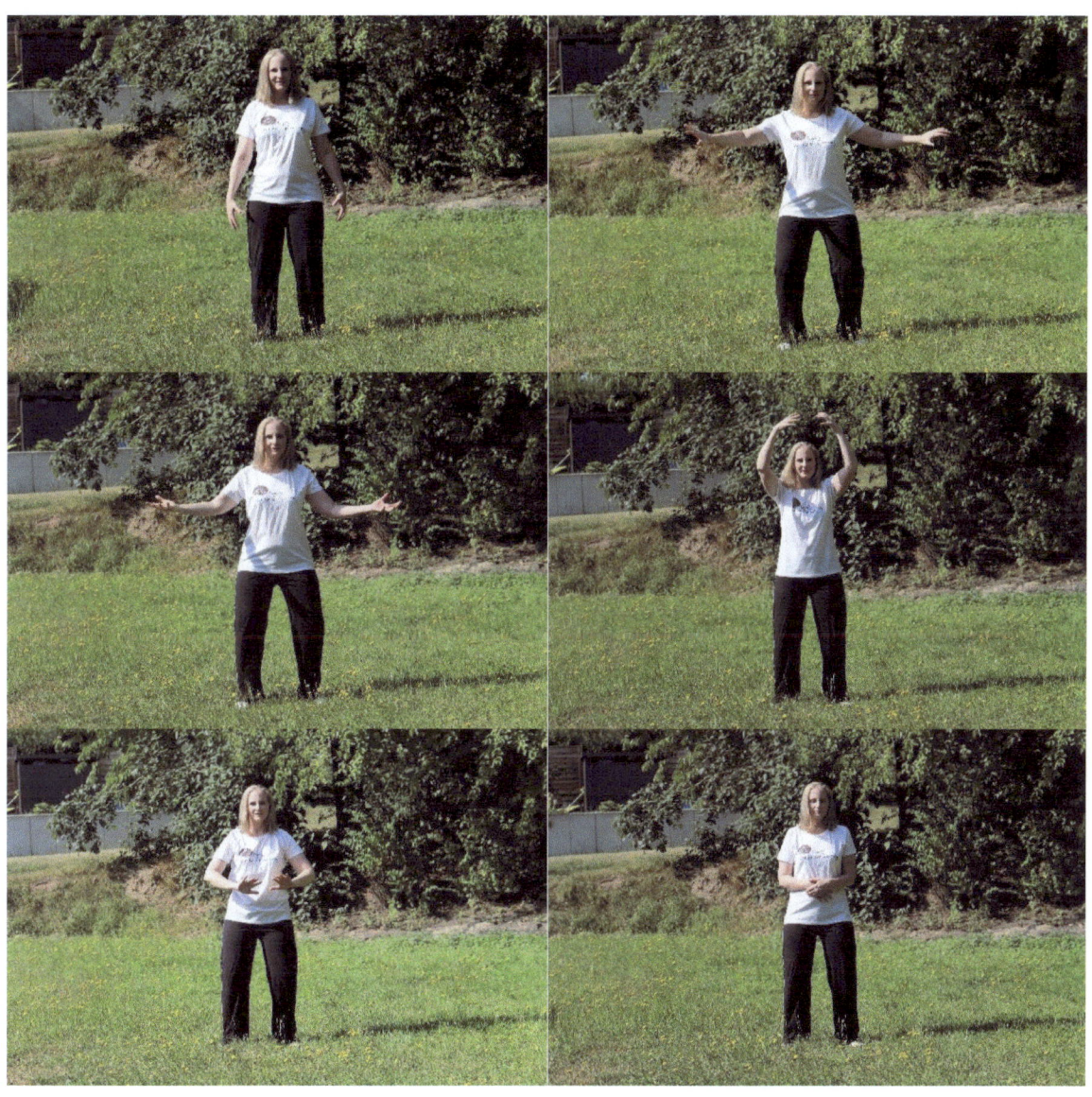

Qi Gong Kurse Janine Isterling – Zeit für Entspannung

Danksagung

Mein Dank gilt vor allem meinen Ausbilderinnen Marita und Caterina Oriolo von der Qi Gong Schule Bergstraße. Ihr habt mich sehr viel gelehrt und wart immer sehr geduldig.

Ein großes Dankeschön an Herrn Lothar Reker aus Wyk auf Föhr für seine gemalten Bilder von mir in „Aktion". Das Original ist in Farbe, wurde aber für dieses Buch in schwarz-weiß umgefärbt.

Vielen lieben Dank Melanie für die Fotos von mir.

Danke an meinen Mann, der mich immer unterstützt und mir hilft soweit er es kann.